I0757190

LE POUVOIR DE LA RÉSILIENCE

Comment se remettre d'une perte

Fleuriane PANGHOUD

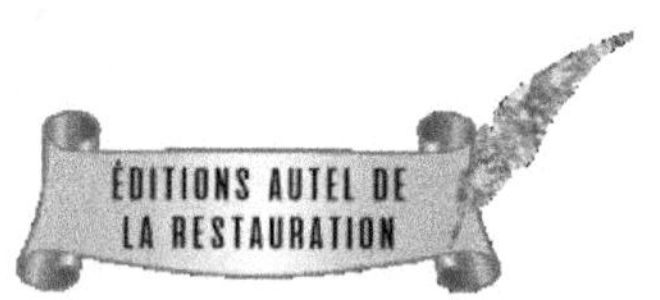
ÉDITIONS AUTEL DE
LA RESTAURATION

Bibliographie

Bible louis segond

Manuel guérir les traumatismes ce que l'Eglise peut faire, Edition internationale augmentée 2016, Trauma Healing Institute

Les 7 étapes du deuil - Guide Obsèques (pompefunebre.com)

Le pouvoir des larmes - Olivier Peyrega (peyrega-hypnose-paris.fr)

https://fr.wikipedia.org/wiki/Psychologie,

REMERCIEMENTS

Avant même ma conception dans le ventre de ma mère, il existe cette personne unique, qui a cru et investit en moi et qui a orchestré les circonstances pour ma venue sur terre ; et cette personne c'est « YAHWEH », mon Dieu Créateur. Mes premiers remerciements sont à son endroit.

Aux canaux de bénédictions par lesquels je suis venue sur terre ; mes défunts parents, Juste Ladislas PANGHOUD et MANIANGOU MATOUBA Denise Victorine. J'aurais tellement souhaité ne pas avoir à parler de vous au passé, et que vous soyez aptes à voir le résultat de vos efforts consentis. Merci pour les valeurs inculquées, pour le goût de la lecture et de l'écriture ; merci, pour tout. Si le monde était à refaire je vous choisirais comme parents, quel honneur pour moi, de porter vos gènes !

À mon héros dans l'ombre, mon époux Hermann N'ZAOU KONGO ; tu n'es pas très visible, mais tu as un fort impact sur ma vie. Merci pour ton amour inconditionnel. Le chemin est encore long, mais avec Jésus christ dans notre barque, nous y arriverons.

À mes trois mousquetaires, mes sœurs Tymiline MANGOFO née PANGHOUD,

Adélia et céleste PANGHOUD ; vous êtes des femmes fortes et vous avoir comme sœurs est un bonheur et un privilège. Merci d'être là.

À Mes enfants, Aurore Espérance N'ZAOU, Évodie et Trust MANGOFO, vous êtes ma force et je me dois de vous laisser à vous et à vos petits frères et sœurs, un héritage dont vous serez toujours fiers.

À mon éditrice, ma sœur, Aïchatou BOUAKOU MANDELLO, tu es une réelle source de bénédictions ; n'eut été ta pression, ce livre serait toujours dans un tiroir ; merci pour ton altruisme et ton dynamisme.

Merci aux visionnaires et aux membres des plateformes Autel de la Restauration, Questions de femmes, Lévites des Nations, Restauration et mini Christ.

À la communauté prier pour son mariage, cette vision qui me challenge dans ma croissance avec le Seigneur.

À ma famille spirituelle de Toulouse : Corine, Saïd, Zita et Francelin, vous êtes une source de bénédictions et je remercie le ciel pour votre soutien multiforme. Que Dieu se souvienne de vos sacrifices.

La liste est longue et les pages insuffisantes pour vous remercier tous autant que vous êtes, car vous êtes nombreux à me forger, me soutenir et m'encourager à donner le meilleur de moi, un peu plus, chaque jour.

PRÉFACE

La perte d'un être cher est l'un des évènements les plus difficiles que nous devons affronter au cours de notre vie.

Que ce soit un parent, un conjoint, un ami ou un enfant, la douleur et la tristesse qui accompagnent leur disparition peuvent nous laisser avec des blessures profondes qui peuvent être difficiles à guérir.

Dans ce livre, l'auteure nous fait explorer les différentes façons dont la perte d'un être cher peut affecter notre vie et notre bien-être émotionnel.

Elle aborde les différentes étapes du deuil, les émotions qui y sont associées, ainsi que les solutions proposées pour surmonter ces moments difficiles.

L''auteure partage également son expérience personnelle de la perte d'un être cher, et comment elle a surmonté cette épreuve.

Elle nous livre des conseils pratiques pour aider ceux qui sont en deuil à trouver le soutien et le réconfort dont ils ont besoin pour guérir.

Ce livre est une ressource inestimable pour toute personne qui a perdu un être cher, ainsi que pour les amis et la famille qui cherchent à les soutenir pendant cette période difficile.

Nous espérons que ce livre aidera ceux qui sont en deuil, à trouver la paix, la guérison et la force pour continuer leur vie, tout en honorant la mémoire de ceux qu'ils ont perdus.

Aïchatou BOUAKOU MANDELLO, auteure du livre « Le puzzle de la restauration (tomes 1 et 2) ».

Table des matières

HOMMAGE

Trop tôt vous vous en êtes allés

Trot tôt vous vous êtes évincés

Partis à chaud

Partis sans mots

Vous avoir comme géniteurs est un honneur

De vos valeurs nos êtres sont empreints

Naître de vous est un atout

De vos sources nous puisons nos ressources

Absents parmi nous

Mais présents en nous

À travers votre sang qui coule dans nos veines

Vous de qui nous portons les gènes

Nos cœurs vous portent à jamais

En votre éducation je me complais

De vos talents nous avons hérité

De vos noms nous faisons la fierté

Votre honneur nous défendons

Vos valeurs nous perpétuons

Merci d'avoir joué ton rôle de géniteur et de père, papa

Merci d'avoir joué ton rôle de génitrice et de mère, maman

Nous sommes le fruit de votre amour

Ceci requiert une mise à jour

Sur terre vous avez semé en nous les graines

Sous terre, vos efforts les voyez-vous ?

Vos récoltes sont d'actualité

Votre lignée dignement représentée

Produit de vos sacrifices

Ayant été semé sans artifices

Infinie reconnaissance à vous

Juste Ladislas et Denise Victorine

Mes parents partis trop tôt.

Hommage à tous les membres de ma famille partis trop tôt.

À ma grande mère, KOUMBA Béatrice, KB, femme au grand cœur et ses enfants partis avant elle.

À mon grand frère Servais Hubert ATTIKI, dont la mort reste toujours un mystère, une pilule amère et difficile à avaler.

Et comme un tonnerre impromptu, je me lève ce matin avec la nouvelle de la mort de son épouse Audrey ATTIKI, ce mardi 28 février 2023, 2 années après son époux.

Oh mort

Triste sort

Tu bats tous les records

Et de nos souffrances tu te réjouis, à tort

Toi faucheuse indigne

Qui dans nos vies fait sa maline

Curieusement nous te haïssons

Alors qu'à ta venue nous nous préparons

Inconsciemment ou consciemment

Nous connaissons nos dates d'anniversaire

*Mais nous ignorons tous, le jour de nos mises
sous terre*

Inconsolables familles éplorées

Dévastées par la perte de l'être aimé

*Travaillons à la préparation de ce jour
impromptu*

Avant que mort ne survienne et tue

Car la vie n'est qu'une illusion

La vraie vie commençant après la mort

Ce sas malencontreux

Un sas solitaire au sein duquel notre vie est
revue à la loupe

Chacune de nos actions

Nos pleurs, nos rires, nos satisfactions

Nos erreurs, nos fautes, nos transgressions

Tout ce qui nous définissait prend enfin un
sens

Pour nous ramener à notre originelle essence

Celle d'enfants de Dieu,

Créés à son image et selon sa ressemblance

Pour faire les œuvres de notre Père dans les
cieux

YHWH

PRÉAMBULE

La perte d'un être cher est l'une des expériences les plus difficiles que nous pouvons traverser dans notre vie. Que ce soit la perte d'un parent, d'un conjoint, d'un ami ou d'un enfant, le deuil peut être extrêmement douloureux et bouleversant. Cela peut sembler presque impossible de continuer à vivre sans cette personne qui faisait partie intégrante de notre vie.

Pourtant, malgré l'intensité de la douleur et de la tristesse que nous ressentons après une perte, il est possible de surmonter cette épreuve et de retrouver une vie remplie de sens et de bonheur. C'est là que la résilience entre en jeu.

La résilience est la capacité de faire face à l'adversité, de se remettre des traumatismes et de rebondir après des situations difficiles. Il est naturel de se sentir submergé par la douleur et la tristesse après la perte d'un être cher, mais la résilience nous permet de faire face à cette douleur, de la surmonter et de trouver un sens à la vie.

Ce livre explore le pouvoir de la résilience pendant le deuil et comment elle peut nous aider à surmonter la perte d'un être cher. Nous allons examiner les différentes étapes du deuil et comment la résilience peut nous aider à traverser chacune d'entre elles. Nous allons également explorer les différentes techniques et stratégies que nous pouvons utiliser pour améliorer notre résilience et nous aider à faire face à la douleur et à la tristesse qui accompagnent le deuil.

En fin de compte, ce livre est destiné à tous ceux qui ont subi une perte et qui cherchent des moyens de surmonter leur douleur et de retrouver un sens à la vie. Que vous ayez perdu un être cher récemment ou il y a longtemps, ou que vous soyez en train d'accompagner quelqu'un dans son processus de deuil, les informations contenues dans ce livre peuvent vous aider à comprendre le processus de deuil et à développer votre propre résilience pour surmonter cette épreuve difficile.

Chapitre 1 :

LE DEUIL

Le deuil est une réaction émotionnelle à une perte. C'est une réaction naturelle à la mort, au divorce, à la perte d'un emploi ou à tout autre changement important dans la vie. Le deuil peut se manifester sous de nombreuses formes, notamment la tristesse, la colère, la confusion et la culpabilité. Il s'agit d'un processus de guérison qui s'accompagne souvent d'une série de réactions physiques et émotionnelles.

Le deuil peut être une expérience difficile et douloureuse, mais c'est aussi un élément naturel de la vie. Il est important de se rappeler que le deuil est un processus et qu'il est normal d'éprouver toute une gamme d'émotions, de pensées et de comportements au fur et à mesure que l'on s'adapte à la perte.

Le deuil est une réaction naturelle à la perte, en particulier à la perte d'une personne ou d'un objet qui a une signification importante dans notre vie. Le deuil peut également se manifester de différentes manières, notamment par des symptômes physiques tels que la fatigue, les maux de tête et les changements d'appétit ou de sommeil.

Chapitre 2 :

LES ÉTAPES DU DEUIL

Le deuil est un processus complexe qui implique toute une série d'émotions et de réactions.

Il existe de nombreuses théories et modèles différents sur les étapes du deuil, mais l'un des plus connus est le modèle de Kubler-Ross, qui décrit cinq étapes que de nombreuses personnes traversent lorsqu'elles sont en deuil. Ces étapes sont les suivantes :

1- Le choc et le déni :

Le stade du déni est souvent considéré comme la première étape du processus de deuil. Il s'agit d'une réaction naturelle à une perte importante, qui implique une période d'incrédulité ou de choc. Au cours de cette phase, les personnes peuvent avoir du mal à accepter la réalité de la perte et avoir l'impression d'être dans un état d'engourdissement ou de détachement.

Les comportements et les pensées les plus courants au cours de la phase de déni sont les suivants :

- Refuser de croire que la perte s'est produite,
- Sentir que la perte n'est pas réelle ou qu'il s'agit d'une erreur,
- Éviter les pensées ou les conversations liées à la perte,
- Se préoccuper de détails ou de distractions pour éviter de faire face à la réalité de la perte,
- Sentiment que la vie va bientôt revenir à la normale.

Il est important de noter que tout le monde ne vit pas le stade du déni, et que même ceux qui le vivent ne le vivent pas forcément de la même manière ni pendant la même durée. Le deuil est un processus très individuel et il n'y a pas de "bonne" façon de faire son deuil.

2- La colère :

La colère est une étape courante du deuil et une réaction naturelle à la perte d'un être cher. Les personnes peuvent être en colère contre la personne décédée, contre elles-mêmes ou contre d'autres personnes qui, selon elles, ont contribué à la perte. La colère peut également être un moyen de masquer ou d'éviter la douleur du deuil.

Au stade de la colère, les gens peuvent se sentir irritables, frustrés ou facilement provoquées. Elles peuvent s'en prendre aux autres ou adopter des comportements autodestructeurs. Il est important de se rappeler que la colère est un élément normal du processus de deuil et qu'elle ne doit pas être réprimée ou ignorée.

Au contraire, il est important de trouver des exutoires sains à la colère, tels que l'exercice physique, la tenue d'un journal ou la discussion avec un ami de confiance ou un thérapeute. Il est également utile de reconnaître et de valider ses sentiments de colère, plutôt que de les juger ou de les refouler.

Au fil du temps, les personnes qui traversent l'étape de la colère peuvent commencer à éprouver plus d'acceptation et de paix dans leur cheminement vers le deuil.

3- La négociation :

Cette étape consiste à essayer de négocier avec une puissance supérieure ou à essayer de conclure des accords pour inverser ou annuler la perte. Par exemple, une personne peut se dire "si seulement j'avais agi différemment, peut-être qu'ils ne seraient pas morts".

Le deuil est un phénomène courant qui se produit lorsqu'une personne perd quelqu'un ou quelque chose qui lui est cher. Cette perte peut prendre de nombreuses formes : décès, divorce, perte d'emploi ou même fin d'une relation. Bien que le deuil soit un processus naturel, il peut être difficile d'en franchir les différentes étapes. L'une de ces étapes est celle de la négociation, qui est essentielle au processus de guérison.

Au cours de cette étape, les personnes tentent de négocier avec elles-mêmes ou avec une force supérieure pour défaire ou changer ce qui s'est passé. Cette étape est essentielle car elle permet aux individus d'explorer différentes possibilités et alternatives, ce qui peut les aider à accepter leur perte.

a) Comprendre la phase de négociation

Le stade de la négociation est le troisième stade du deuil, après le stade du choc et du déni et le stade de la colère. Au cours de cette phase, les personnes tentent de conclure des accords avec elles-mêmes, avec les autres ou avec une puissance supérieure afin de renverser la situation ou de trouver un moyen de soulager leur douleur. Ce stade est souvent caractérisé par des sentiments de culpabilité, de regret et d'anxiété.

Il est important de comprendre que la négociation est un élément normal du processus de deuil. Elle permet aux individus d'exprimer leurs émotions et d'explorer différentes possibilités, ce qui peut les aider à trouver un sens et un but à leur vie après la perte.

b) L'importance de la négociation dans le processus de deuil

La négociation est une étape essentielle du processus de deuil, car elle aide les individus à accepter leur perte. En explorant différentes possibilités et alternatives, les individus peuvent trouver de nouveaux moyens de faire face à leur douleur et d'espérer en l'avenir.

En outre, la négociation peut également aider les individus à trouver un sens et un but à leur vie après la perte. En réfléchissant à leurs valeurs et à leurs priorités, les individus peuvent identifier de nouveaux objectifs et de nouvelles aspirations, ce qui peut leur donner un sens et un but.

c) Les défis de la phase de négociation

Bien que la négociation soit essentielle au processus de guérison, elle peut également présenter des difficultés importantes. Par exemple, les personnes peuvent rester bloquées dans la phase de négociation et trouver difficile d'aller de l'avant. Ils peuvent également éprouver des sentiments de culpabilité, de regret et d'anxiété, ce qui peut entraver leur capacité à négocier efficacement.

Pour surmonter ces difficultés, il est essentiel de chercher du soutien auprès d'amis, de la famille ou d'un thérapeute. En parlant de leurs sentiments et de leurs préoccupations, les personnes peuvent acquérir une nouvelle perspective et trouver de nouveaux moyens de faire face à leur douleur.

d) Conseils pour une négociation efficace

Il existe plusieurs conseils que les individus peuvent utiliser pour négocier efficacement pendant le processus de deuil. Tout d'abord, il est essentiel de reconnaître et d'accepter la perte. Ce faisant, les individus peuvent commencer à explorer différentes possibilités et alternatives sans rester bloqués dans la phase de négociation.

Deuxièmement, il est important d'être réaliste et d'éviter de faire des accords ou des promesses irréalistes. Les personnes doivent se concentrer sur la recherche de solutions pratiques et d'alternatives qui peuvent les aider à faire face à leur douleur et à retrouver l'espoir pour l'avenir. Enfin, la recherche de soutien auprès d'amis, de la famille ou d'un thérapeute peut également s'avérer bénéfique, car elle peut offrir aux personnes un espace sûr pour exprimer leurs émotions et leurs inquiétudes.

En conclusion, la phase de négociation est une partie cruciale du processus de deuil. Elle permet aux individus d'explorer différentes possibilités et alternatives, ce qui peut les aider à trouver un sens et un but à leur vie après la perte. Cependant, la négociation peut également présenter des défis importants, comme le fait de rester bloqué dans la phase de négociation ou d'éprouver des sentiments de culpabilité et de regret. Pour négocier efficacement, les personnes doivent reconnaître et accepter la perte, être réalistes et chercher le soutien de leurs amis, de leur famille ou d'un thérapeute.

En fin de compte, la phase de négociation est un voyage qui exige de la patience, de la compassion et de la résilience. En s'engageant dans cette phase, les individus peuvent trouver de nouveaux moyens de faire face à leur douleur et d'espérer en l'avenir.

4- La dépression

Lorsque la personne commence à accepter la réalité de la perte, elle peut éprouver un profond sentiment de tristesse ou de dépression. Elle peut se retirer des activités sociales, avoir des troubles du sommeil ou de l'appétit et éprouver un sentiment de désespoir.

a) Comprendre le stade de la dépression dans le deuil

Le stade de la dépression est l'un des stades les plus connus du deuil et se caractérise souvent par un sentiment de tristesse, de désespoir et d'impuissance. Au cours de cette phase, les individus peuvent se sentir submergés par leurs émotions et lutter pour trouver un sens ou un but à leur vie.

Il est important de noter que le stade de la dépression n'est pas le même que celui de la dépression clinique, même si les symptômes peuvent être similaires. Alors que la dépression clinique est une affection médicale qui nécessite un traitement, le stade de la dépression dans le deuil est une partie normale du processus de deuil et peut être géré avec du soutien et la prise de soin de soi.

b) Symptômes de la phase de dépression

Au cours de la phase de dépression, les individus peuvent présenter une variété de symptômes physiques, émotionnels et comportementaux. Il peut s'agir de sentiments de tristesse, de culpabilité et de dévalorisation, ainsi que de fatigue, d'insomnie et de changements d'appétit.

En plus de ces symptômes, les personnes peuvent également se retirer des activités sociales et avoir des difficultés à se concentrer ou à prendre des décisions. Il est important de reconnaître ces symptômes et de chercher du soutien auprès de ses amis, de sa famille ou d'un professionnel de la santé mentale si nécessaire.

c) Stratégies d'adaptation au stade de la dépression

Bien que le stade de la dépression puisse être difficile à traverser, il existe des stratégies qui peuvent aider les individus à faire face à leurs émotions et à commencer à guérir. Une stratégie importante consiste à prendre soin de soi, notamment en dormant suffisamment, en mangeant bien et en pratiquant une activité physique.

En plus de prendre soin de soi, il peut être bénéfique de chercher du soutien auprès d'autres personnes. Enfin, il est important de se donner le temps de faire son deuil et d'assimiler ses émotions, plutôt que d'essayer de se précipiter dans le processus de deuil.

d) Faire face à un deuil compliqué

Chez certaines personnes, le stade de la dépression peut évoluer vers un deuil compliqué, qui est une forme de deuil plus grave et plus longue. Dans les cas de deuil compliqué, les personnes peuvent éprouver des sentiments intenses et persistants de tristesse, de culpabilité et de colère, et elles peuvent avoir des difficultés à fonctionner dans leur vie quotidienne.

Si vous ou une personne de votre entourage vivez un deuil compliqué, il est important de rechercher le soutien d'un professionnel de la santé mentale. Le traitement peut comprendre une thérapie, des médicaments ou une combinaison des deux, et il peut aider les personnes à apprendre à gérer leurs émotions et à aller de l'avant dans leur vie.

e) L'importance de l'autocompassion

Au cours de la phase de dépression, il est fréquent que les individus s'autocritiquent et se sentent inadaptés. Cependant, la pratique de l'autocompassion peut être un outil important pour faire face à ces émotions et traverser le processus de deuil.

L'autocompassion consiste à se traiter avec gentillesse, compréhension et acceptation, plutôt qu'avec des jugements et des critiques. Il peut s'agir de reconnaître sa douleur et sa souffrance, de se rappeler que ces sentiments font partie intégrante du processus de deuil et de s'engager dans des activités de prise de soin de soi, qui favorisent la guérison et l'épanouissement.

f) Aller de l'avant

Bien que la phase de dépression puisse être difficile, il est important de se rappeler qu'il s'agit d'une partie normale et nécessaire du processus de deuil. Avec du temps, du soutien et la prise de soin de soi, les individus peuvent commencer à guérir et à aller de l'avant dans leurs vies.

Il peut s'agir de trouver de nouvelles façons de se rapprocher de ses proches, de poursuivre des activités intéressantes ou de rechercher de nouvelles opportunités de développement personnel. En fin de compte, l'objectif du processus de deuil n'est pas d'oublier ou d'effacer le souvenir de la personne perdue, mais de trouver un moyen de vivre avec cette perte et de continuer à grandir et à s'épanouir.

5- L'acceptation

Il s'agit de la dernière étape du deuil, au cours de laquelle la personne accepte la perte et commence à reprendre sa vie en main. Elle peut encore éprouver de la tristesse ou de la douleur, mais elle est mieux à même de faire face à ces sentiments.

Le deuil étant une réaction naturelle à la perte d'un être cher, il peut prendre de nombreuses formes.

L'acceptation n'est pas synonyme de bonheur ou d'accord avec ce qui s'est passé. Il s'agit plutôt d'accepter la réalité de la perte et de trouver un moyen d'aller de l'avant malgré tout.

L'acceptation est souvent décrite comme la dernière étape du deuil, mais il est important de noter que le deuil n'est pas un processus linéaire. Les personnes peuvent passer d'une étape à l'autre ou les vivre dans un ordre différent. L'acceptation n'est pas une destination, mais plutôt un voyage.

Dans le contexte du deuil, l'acceptation signifie reconnaître la réalité de la perte et trouver un moyen de vivre avec. Il ne s'agit pas d'oublier la personne décédée ou la situation qui a changé, mais plutôt de trouver un moyen de l'intégrer dans sa vie et d'aller de l'avant.

a) Les défis de l'acceptation

L'acceptation peut être une étape difficile à atteindre et peut prendre plus de temps pour certaines personnes que pour d'autres. De nombreux problèmes peuvent survenir au cours de cette phase, tels que des sentiments de culpabilité, de regret ou de colère. Il peut également être difficile d'abandonner l'espoir que les choses redeviennent ce qu'elles étaient avant la perte.

Un autre défi de l'acceptation est qu'elle peut donner l'impression d'abandonner. Les gens peuvent craindre que s'ils acceptent la perte, ils trahissent la mémoire de la personne décédée ou la situation qui a changé. Cependant, l'acceptation ne consiste pas à oublier ou à passer complètement à autre chose, mais plutôt à trouver un moyen de vivre avec la perte d'une manière saine et durable.

b) Les avantages de l'acceptation

Si l'acceptation peut être un défi, elle peut aussi apporter de nombreux avantages. Par exemple, l'acceptation peut aider les gens à trouver un sentiment de paix et à tourner la page. Elle peut également leur permettre de se concentrer sur les souvenirs et les aspects positifs de la personne ou de la situation perdue, plutôt que de s'attarder sur les aspects négatifs.

L'acceptation peut également libérer les personnes de l'emprise d'émotions intenses telles que la colère, la culpabilité ou le désespoir. En acceptant la perte et en trouvant un moyen d'aller de l'avant, les gens peuvent commencer à reconstruire leur vie, leur donner un sens, et trouver de nouvelles sources de joie.

c) Comment cultiver l'acceptation

Cultiver l'acceptation est un processus qui demande du temps et des efforts. Il n'existe pas d'approche unique, mais certaines stratégies peuvent s'avérer utiles. Par exemple, prendre soin de soi et rechercher le soutien d'amis, de membres de la famille ou de professionnels peut constituer une base pour la guérison.

Il peut également être utile de s'engager dans des activités qui favorisent la réflexion et la conscience de soi, comme la tenue d'un journal ou la méditation. Enfin, se fixer des objectifs réalistes et se concentrer sur les petites étapes peut aider les gens à prendre de l'élan et à progresser vers l'acceptation.

En conclusion, l'acceptation est une étape complexe et multiforme du deuil, mais c'est aussi une étape importante. En reconnaissant la réalité de la perte et en trouvant un moyen de l'intégrer dans sa vie, les gens peuvent trouver un sentiment de paix et d'apaisement. Si l'acceptation peut être un défi, elle peut aussi apporter de nombreux avantages, tels que l'absence d'émotions intenses et la possibilité de se concentrer sur des souvenirs positifs.

Si vous avez du mal à accepter la situation, n'oubliez pas qu'il s'agit d'un voyage et non d'une destination. Avec du temps, des efforts et du soutien, il est possible de trouver un moyen de vivre avec la perte d'une manière saine et durable.

6- Synthèse des étapes du deuil:

Il est important de se rappeler que ces étapes ne sont pas linéaires et que vous pouvez les vivre dans n'importe quel ordre ou toutes à la fois.

Il est important de noter que tout le monde ne vivra pas toutes ces étapes et qu'elles ne se dérouleront pas nécessairement dans un ordre linéaire. Le deuil est un processus complexe et individuel, et chacun peut le traverser à son propre rythme.

Toutefois, les étapes du deuil ne constituent pas une feuille de route définitive, mais plutôt un moyen de comprendre et d'exprimer la gamme des émotions que vous pouvez ressentir tout au long du processus de deuil. Il est important de se rappeler que vous pouvez vivre ces étapes différemment et qu'il est normal de se sentir parfois dépassé ou confus.

Il existe également de nombreuses approches différentes pour guérir d'un deuil, et ce qui fonctionne le mieux pour une personne peut ne pas fonctionner pour une autre.

Voici quelques stratégies courantes :

- Chercher du soutien auprès d'amis, de la famille ou d'un groupe de soutien,

- S'engager dans des activités de soins personnels, telles que l'exercice physique ou la méditation,
- Exprimer ses émotions par l'écriture ou l'art,
- Rechercher des conseils professionnels ou une thérapie,
- S'engager dans des activités significatives ou faire du bénévolat pour se sentir utile ou connecté.

En fin de compte, le processus de guérison sera différent pour chacun, et il est important de faire preuve de patience et de compassion envers soi-même pendant cette période difficile.

Chapitre 3 :

DES ESPACES SÛRS POUR LES PERSONNES EN DEUIL : UNE NÉCESSITÉ, PAS UN LUXE

Les espaces sûrs sont des environnements où les individus peuvent se sentir à l'aise pour s'exprimer sans craindre d'être jugés ou discriminés. Ces espaces vous permettent d'assimiler vos émotions et de donner un sens aux changements survenus dans votre vie.

Ils peuvent être physiques, comme les groupes de soutien ou les séances de thérapie, ou virtuels, comme les forums en ligne ou les groupes de médias sociaux.

Lorsqu'il s'agit de faire son deuil, les espaces sûrs sont essentiels car ils procurent un sentiment de communauté et de compréhension. Ils permettent aux individus d'entrer en contact avec d'autres personnes qui vivent des expériences similaires et offrent un espace où ils peuvent partager ouvertement leurs pensées et leurs sentiments.

Pendant le deuil, il est important de disposer d'espaces sûrs où vous pouvez exprimer vos émotions sans craindre d'être jugé ou critiqué.

Explorons l'importance des espaces sûrs pendant le deuil et les raisons pour lesquelles ils sont cruciaux pour notre santé mentale et notre bien-être.

1- Les avantages des espaces sûrs pendant le deuil

L'accès à des espaces sûrs pendant le deuil présente de nombreux avantages. Tout d'abord, cela permet aux personnes de traiter leurs émotions de manière saine. Le fait de refouler ses émotions peut avoir des conséquences négatives, telles que la dépression et l'anxiété.

Deuxièmement, les espaces sûrs procurent un sentiment de validation et d'affirmation. Lorsque les personnes partagent leurs expériences avec d'autres personnes qui les comprennent, elles se sentent écoutées et soutenues. Cela peut les aider à accepter leur situation et à aller de l'avant de manière positive.

2- L'importance de la confidentialité

La confidentialité est un aspect crucial des espaces sûrs. Les individus ont besoin de se sentir en sécurité en sachant que ce qu'ils partagent ne sera pas communiqué à l'extérieur du groupe. Cela favorise la confiance et permet aux individus de s'ouvrir plus librement.

Il est également important de noter que la confidentialité ne consiste pas seulement à garder des secrets. Il s'agit de créer un environnement dans lequel les individus se sentent en sécurité et respectés. Cela signifie que toute forme de discrimination ou de harcèlement ne sera pas tolérée.

3- Créer des espaces sûrs

La création d'espaces sûrs requiert des efforts et de l'intentionnalité. Il est important d'établir des règles de base et des attentes dès le départ. Il s'agit notamment de lignes directrices concernant la confidentialité, le respect et l'inclusion.

Il est également important de veiller à ce que l'espace soit physiquement et émotionnellement sûr. Il s'agit de créer un environnement confortable et accueillant, et de veiller à ce que les personnes s'y sentent soutenues et entendues.

En conclusion, les espaces sûrs sont essentiels lorsqu'il s'agit de faire son deuil. Ils procurent un sentiment de communauté, de compréhension et de validation, qui peut avoir un impact positif sur la santé mentale et le bien-être de l'individu.

La création d'espaces sûrs exige des efforts et de l'intentionnalité, mais les avantages sont incommensurables. En offrant un espace où les individus peuvent s'exprimer librement et sans crainte d'être jugés ; c'est créer une société plus saine et plus solidaire.

Chapitre 4 :

PRENDRE SOIN DE SOI PENDANT LE DEUIL

Prendre soin de soi est un élément important du processus de deuil. Il est important de prendre soin de ses besoins physiques et émotionnels et de consacrer du temps à des activités qui vous aident à vous détendre et à trouver de la joie. Il est également important d'être bienveillant envers soi-même et de se rappeler que le deuil est un processus qui prend du temps.

La prise de soin de soi peut inclure des activités telles que l'exercice, la méditation, la tenue d'un journal et le temps passé avec les amis et la famille. Il est important de se rappeler que l'auto thérapie n'est pas un remède au deuil, mais plutôt un moyen de gérer les symptômes émotionnels et physiques du deuil et de trouver des moments de joie et de paix.

Chapitre 5 :

DEUIL ET SPIRITUALITÉ

Le deuil peut être une expérience spirituelle. Votre foi peut être une source de réconfort et de force pendant cette période difficile. Il peut être utile de se rapprocher de ses croyances spirituelles et de trouver un sens et un but au processus de deuil.

La spiritualité peut apporter un sentiment d'espoir et de paix et vous aider à donner un sens aux changements qui surviennent dans votre vie. Elle peut également vous permettre de donner un sens à votre perte et vous rapprocher de Dieu, établissant ainsi un lien spirituel avec Lui.

Le deuil est un processus complexe qui peut souvent être accompagné de sentiments d'isolement, de désespoir et de confusion. Pour beaucoup de gens, la spiritualité peut jouer un rôle important dans leur processus de deuil.

La spiritualité peut prendre de nombreuses formes différentes. Pour certains, cela peut signifier une croyance en un Dieu ou une force supérieure, tandis que pour d'autres, cela peut signifier une connexion profonde avec la nature ou une pratique méditative.

Quelle que soit la forme qu'elle prend, la spiritualité peut apporter un réconfort émotionnel et une perspective plus large pendant le processus de deuil.

L'une des façons dont la spiritualité peut aider pendant le processus de deuil est en offrant un sens de connexion avec quelque chose de plus grand que soi.

La perte d'un être cher peut souvent laisser les gens avec un sentiment d'impuissance et de désespoir. La spiritualité peut offrir une perspective plus large et aider à trouver un sens à la vie, même dans les moments les plus difficiles.

Elle peut également offrir un espace pour l'introspection et la réflexion. Pendant le deuil, il est courant de remettre en question les croyances et les valeurs fondamentales de la vie. La spiritualité peut aider à explorer ces questions et à trouver un sens plus profond à la vie.

Les funérailles, les prières, et les cérémonies commémoratives peuvent offrir un espace pour exprimer la douleur et la tristesse, ainsi que pour célébrer la vie de l'être cher.

Chapitre 6 :

FAIRE FACE AU DEUIL

Le deuil est un processus et il est important de se rappeler qu'il faut du temps pour guérir. Il est normal de ressentir toute une gamme d'émotions et de se sentir parfois dépassé. Il est important de prendre soin de vous et de trouver des moyens de faire face à votre chagrin.

Il est également important de se rappeler que vous n'êtes pas seul. Il existe de nombreuses ressources pour vous aider à surmonter votre chagrin, notamment des groupes de soutien, des services de conseil et des ressources en ligne. Il est également important d'aller chercher du soutien auprès de votre famille et de vos amis.

En reconnaissant les différentes étapes du deuil et en comprenant les émotions et les comportements associés à chaque étape, les individus peuvent mieux faire face à leur perte et finalement trouver un sentiment de paix et d'acceptation.

Chapitre 7 :

L'IMPACT DE LA PERTE : COMMENT LE DEUIL PEUT TRANSFORMER VOTRE VIE

La perte d'un être cher peut être une expérience bouleversante. Il peut être difficile de comprendre l'absence soudaine et parfois tragique d'un être cher, et la charge émotionnelle qui en résulte, peut être immense.

L'impact de cette perte peut être ressenti dans de nombreux aspects de la vie. Il peut affecter les relations, la santé mentale et même la santé physique. Cela peut provoquer des sentiments de culpabilité, de chagrin et de solitude qui peuvent être difficiles à surmonter.

1- Trouver la force

Après le décès d'un être cher, il peut être difficile de trouver la force d'aller de l'avant. Il peut être accablant d'essayer de reconstruire une vie qui a été si radicalement changée.

Cependant, il est possible de trouver de la force dans les souvenirs de la personne disparue. Il est possible de trouver du réconfort dans le soutien de la famille et des amis. Il est possible de trouver la paix en sachant que l'héritage de l'être cher se perpétuera.

2- Aller de l'avant

La perte d'un être cher peut être une expérience difficile et douloureuse, mais il est possible d'aller de l'avant. Il est possible de trouver de la force dans les souvenirs et l'héritage de la personne perdue.

Il est possible de trouver du réconfort dans le soutien de la famille et des amis. Il est possible de trouver la paix en sachant que l'esprit de l'être aimé continuera à vivre. Il est possible d'honorer la mémoire de la personne disparue et d'aller de l'avant avec espoir et résilience.

3- Trouver du soutien

Le soutien de la famille et des amis peut être inestimable lorsqu'il s'agit de faire face à la perte d'un être cher. Il peut être utile de parler à ceux qui comprennent ce que vous traversez et de partager vos sentiments et vos souvenirs de la personne perdue.

Il peut également être utile de rechercher une aide professionnelle si nécessaire. Un thérapeute ou un conseiller en relation d'aide, peut vous offrir un espace sûr pour parler de vos sentiments et vous aider à gérer les émotions liées à la perte d'un être cher.

4- Honorer la mémoire

Honorer la mémoire de la personne perdue peut être un moyen efficace de faire face à la perte. Il peut être utile de trouver des moyens de se souvenir de la personne aimée et de garder sa mémoire vivante.

Cela peut se faire par le biais de services commémoratifs, par la création de souvenirs spéciaux ou simplement par le partage d'histoires et de souvenirs. C'est un moyen de s'assurer que la personne aimée n'est jamais oubliée et que son héritage se perpétue.

5- Trouver la paix

Il faut parfois du temps pour accepter la perte d'un être cher, mais il est possible de trouver la paix. Il est possible de trouver de la force dans les souvenirs et l'héritage de la personne perdue.

Il est possible de trouver du réconfort dans le soutien de la famille et des amis. Il est possible de trouver de l'espoir en sachant que l'esprit de l'être aimé continuera à vivre. Il est possible d'honorer la mémoire de la personne perdue et d'aller de l'avant avec résilience et sérénité.

Chapitre 8 :

LA LUEUR D'ESPOIR

La noirceur du désespoir peut parfois être accablante. Mais même dans les moments les plus sombres, on peut trouver de l'espoir. Il peut être faible et vaciller comme une simple braise, mais il est là.

La lumière de l'espoir est un phare de force et de courage. Elle peut nous guider à travers les ténèbres et nous montrer la voie à suivre. Elle peut être petite et fragile, mais elle peut suffire à nous faire avancer.

1- Le pouvoir de la foi

Croire en l'espoir, même lorsque tout semble perdu, peut être une force puissante. Elle peut nous donner la force de continuer, même lorsque les obstacles semblent insurmontables. Elle peut nous aider à trouver le courage de prendre des risques et d'essayer quelque chose de nouveau.

2- La force de la persévérance

L'espoir peut être une puissante source d'inspiration. Il peut nous donner la force de continuer, même lorsque les obstacles semblent insurmontables. Il peut nous aider à trouver de nouvelles solutions à d'anciens problèmes et à avancer lorsque tout semble perdu. Il peut nous donner le courage de prendre des risques et d'essayer quelque chose de nouveau.

L'espoir peut être une source de réconfort dans les moments de désespoir.

L'espoir peut être difficile à trouver, surtout lorsque nous avons l'impression qu'il n'y en a plus. Mais si nous trouvons le moyen de continuer à croire, quelles que soient les difficultés, nous trouverons la force de continuer à avancer.

Chapitre 9 :

LE DEUIL, VU DE MA PERSPECTIVE

Le deuil est un fléau qui nous frappe d'une manière proche ou lointaine. Il cause des conséquences sur le court, moyen et long terme. Ses effets sur nous et notre entourage ne sont pas toujours perceptibles mais ont des répercussions sur notre avenir immédiat, proche et lointain. La gestion du deuil est un élément fondamental pour réapprendre à vivre avec ce vide.

L'histoire du monde de façon générale a été marquée par de grandes périodes de deuil (guerres mondiales, inondations, maladies virales). Les années 2019 et 2020, ont vu déferler sur l'humanité une vague intense de morts suite à la pandémie à COVID 19, familles détruites, réduites, divisées.

Cette phase a laissé des séquelles, des traumatismes individuels et collectifs desquels l'on se doit de guérir.

Souvent associé à la souffrance, le deuil est aussi considéré comme un processus nécessaire de délivrance (selon que la personne a beaucoup souffert).

Le deuil est l'une des expériences les plus douloureuses que l'on peut affronter dans la vie. C'est également l'une des plus tabous de notre société.

Mort, douleur, chagrin, pleur, tristesse constitue le corollaire du chapelet de la mort.

Au-delà de la perte d'un être humain, le deuil résulte aussi de la perte d'autres êtres vivants (animaux domestiques, plantes...)

Il peut aussi désigner la perte d'un élément auquel l'on s'attache, telle que sa situation sociale, son emploi, son mariage, ses avoirs, etc.

Il n'est pas rare de voir des personnes divorcées, ressentir de la tristesse, pleurer suite à la séparation ; celles-ci font le deuil de leur relation. Ces mêmes émotions sont ressenties lors de la perte d'un emploi, de sa maison, d'un incendie, d'un accident, etc.

« Un jour, en arpentant les rues d'un quartier, une femme en plein midi s'affale à même le sol et crie à tue-tête ; en se rapprochant, je constate qu'elle pleure la perte d'une somme de 20.000 francs CFA (soit 30,50 euros) ». Pour nombreux, cette attitude peut paraître absurde, mais pour cette dame, la perte était énorme en raison de sa condition sociale.

Cette femme seule, avec un enfant au dos, arpentant les rues de Brazzaville, avec au-dessus de sa tête un plateau de fruits et légumes destinés à la vente ambulante. Hélas, s'étant faite dérobée le fruit de son labeur, elle vit son monde s'écrouler, ne sachant comment réparer ce préjudice inopiné et imprévisible ; ces projets à l'eau, elle cria de douleur.

Tel est la réaction, sinon le sentiment que l'on a souvent, face au deuil. Heureusement pour cette dame, elle est encore en vie et l'espoir est permis car il est écrit : « ***Pour tous ceux qui vivent il y a de l'espérance ; et même un chien vivant vaut mieux qu'un lion mort.*** » (Ecclésiaste 9 :4)

Ce qui revient à dire que tant que l'on vit, tout est encore possible, qu'importe ses origines, son rang social, ses aspirations, etc.

D'où nous vient donc ce rouleau compresseur qui vient nous arracher et nous séparer à jamais des personnes auxquelles nous tenons ?

1- La mort et ses origines

À la source de la vie, selon les saintes écritures, l'homme serait destiné à vivre éternellement. La désobéissance des premiers hommes a condamné toute une descendance, selon qu'il est écrit : « ***C'est à la sueur de ton visage que tu mangeras du pain, jusqu'à ce que tu retournes dans la terre d'où tu as été pris ; car tu es poussière, et tu retourneras à la poussière*** » (genèse 3 :19)

C'est donc une punition que nous subissons, qui tire son origine de la punition que Dieu infligea au premier Adam, et comme toute punition, elle entraîne des douleurs et des grincements de dents. Contrairement à d'autres formes de douleurs, la victime (la personne décédée) ne souffre plus, mais son départ fait souffrir son entourage (famille, amis, collègues, voisins, etc.)

La mort est survenue dans le monde suite à la désobéissance des premiers Hommes que Dieu a créé et placé dans le jardin d'Éden à savoir Adam et Ève ; et depuis lors, l'homme est condamné à retourner à la poussière d'où il a été pris. Il doit descendre dans les profondeurs, pour ensuite redevenir informe et vide.

Mourir signifie redevenir informe, sans éclat, sans valeur. La preuve, lors des transports aériens des dépouilles mortuaires, celles-ci sont placées en soute au même titre que les bagages ; n'ayant plus aucune valeur.

Chez les musulmans, la pratique funéraire veut que l'être cher soit enveloppé dans un drap blanc puis déposé sur une civière et cela avant le coucher du soleil ; à moins que la personne décédée s'en soit allé dans la soirée, l'enterrement se fera en matinée. Nul besoin de prendre 2 semaines de funérailles comme dans la plupart des communautés.

Malgré tous les biens qu'un homme peut posséder de son vivant, lorsqu'il meurt, on parle de lui au passé, et ses actions, ses réalisations ne sont plus que des souvenirs.

Dans la mort et face à la mort, les titres, les biens matériels, les comptes en banque et les vêtements ne comptent plus. La Bible déclare que l'argent répond à tout, mais celui-ci ne peut malheureusement pas acheter la vie face à la mort ; auquel cas, les riches troqueraient leur mort contre de l'argent, mais cela est impossible. Car, lorsque la faucheuse arrive, elle ne se fait pas prier et ne négocie pas ; les larmes, les supplications, la tristesse, la dépression, ne constituent pas d'antidotes pour rompre le poison que représente la déconvenue appelée « mort ».

Combien d'hommes et de femmes puissants sont passés à la guillotine de la faucheuse ? Rois, reines, présidents, ministres, députés, médecins ; elle n'a aucun favori, et n'épargne personne.

Œuf, fœtus, bébé, enfant, adolescent, adulte, vieillard, toutes les tranches d'âge sont visitées par elle.

Mourir signifie retourner à la terre, repartir aux sources, à la singularité d'où nous avons été tirés. Peu importe notre mode d'inhumation (ensevelissement, incinération) nous retournons à notre nature originelle. En hébreux, la terre désigne le ***aphar (aw fawr) qui signifie poussière, poudre, cendre, sol.***

Cette terre sur laquelle nous avons marché, craché, bâti des gratte-ciels nous repartons ployer sous elle. Nous comprenons ici, qu'il est important de chérir la terre, d'en prendre soins car elle est notre première et dernière demeure.

Mourir c'est retourner à la poussière d'où nous avons été pris ; ce processus nous rappelle que nous sommes cette poussière qu'une personne essuie en nettoyant. La terre est constituée d'un amas de poussière, en mourant nous retournons à la forme la plus infime que l'on puisse voir ou ne pas voir.

Cette définition nous pousse à nous poser la question de savoir quel souvenir les gens auront de nous une fois que nous aurons quitté la terre des hommes.

Vous êtes-vous déjà posé la question de savoir où vous retrouveriez-vous après votre mort ?

Ce lot de questions existentielles doit trouver des réponses pendant que nous sommes encore en vie ; des réponses sur la base de la Parole de Dieu.

En réalité, la mort se prépare, et tout ce que nous posons comme acte positif ou négatif, chaque jour qui passe, est essentiellement ce qui nous prépare à quitter ce monde.

Lorsque mort survient, elle dépouille la personne décédée, autant que la famille éplorée. Au défunt, elle lui retire tout ce qu'il avait, dont la précieuse vie. Fini les projets et les ambitions ; juste un cadavre dont l'état de décomposition est déjà fixé. Le vivant d'hier devient le défunt, l'illustre disparu, le pauvre. La mort change notre appellation.

Pour la famille, telle une dent arrachée brutalement, sans anesthésie, la mort impromptue, s'incruste dans leurs vies, sans invitation.

Le vocabulaire qui s'y rattache est aussi rude que le destructeur lui-même.

Il existe un vocabulaire spécifique pour parler de la mort. On utilise des synonymes (comme **décès**) ou des euphémismes (***comme départ, disparition ou perte***). Pour parler de quelqu'un qui est mort, on dit parfois ***feu*** si cette personne est morte depuis peu de temps, ou ***défunt(e)*** si cette personne est morte depuis longtemps. La racine grecque correspondant à mort est **nécro**. On parle ainsi de ***nécrologie.***

La racine latine correspondant à mort est ***funé***, comme dans ***funérarium***, qui est le nom de l'endroit où l'on expose les personnes mortes avant les rites funéraires, appelés funérailles, gérées par des entreprises de pompes funèbres.

Rendre l'âme ou passer à trépas sont des expressions qui sont utilisées pour atténuer la force du mot mourir.

Cette sentence circonscrit, délimite la durée de vie sur terre selon Ecclésiaste : « ***Il y a un temps pour tout, un temps pour toute chose sous les cieux : un temps pour naître, et un temps pour mourir ; un temps pour planter et un temps pour arracher ce qui a été planté*** » (Ecclésiaste 3 : 1-2)

2- Pourquoi la mort comme punition ?

Dieu pouvait donner une autre sentence ; par exemple, l'homme pouvait ne plus dormir, travailler toute la vie sans repos, etc., mais il fallut que ce soit la mort, car il est écrit en Romains 6 :23 que le salaire du péché c'est la mort.

La mort comme punition est un moyen pour permettre à l'homme d'apprécier et de valoriser le cadeau que représente la vie. Dans la mort il y a la privation d'un être, de quelque chose de précieux. Imaginons que vous êtes parents et que votre fils soit un brigand, il est condamné à perpétuité. Vous avez l'occasion de le revoir, de prier pour lui et de lui prodiguer des conseils, contrairement à votre voisin dont le fils, également brigand, a été exécuté.

Laquelle des punitions est la plus dure ? La mort sans aucun doute.

La mort est donc l'ultime punition.

Certaines personnes définissent la mort comme suit :

M : Mouvement

O : obligatoire de

R : retour

T : à la terre

La mort est un passage obligé pour tous. Pour les chrétiens, outre l'enlèvement c'est le moyen pour repartir auprès du Père Céleste. C'est le retour à la terre d'où nous sommes tirés. La mort est la finalité de toute vie et nous rappelle que nous sommes poussière et que nous retournerons d'où nous avons été tirés.

Genèse 3 :19 : *« C'est à la sueur de ton visage que tu mangeras du pain, jusqu'à ce que tu retournes dans la terre, d'où tu as été pris; car tu es poussière, et tu retourneras dans la poussière. »* Cette assertion nous donne la capacité d'apprécier la vie, de la chérir et de travailler à ce qu'après notre départ, notre impact demeure positif.

Savoir que la mort existe et que le temps nous est imparti, nous incite à donner le meilleur de nous-mêmes, se produisant de manière impromptue. La faucheuse n'avertit pas, quand bien même une personne est souffrante, l'heure de sa mort ne sera jamais prédite à l'avance par le corps médical ou les personnes autour du malade, à moins qu'il n'ait été question d'une mort assistée, où le jour et l'heure sont établies pour débrancher les appareils qui permettent à la personne d'être maintenue en vie, dans le cas où elle serait dans un coma profond depuis des mois voire des années sans succès ; ou encore, un mort élaborée où le patient émet le désir de se faire enlever la vie, sans douleur et souffrance physique, afin de quitter le monde de manière volontaire.

3- Les émotions ressenties au cours du deuil

Il n'est pas rare de voir via les médias (télévision, internet) des images de personnes en larme, suite à une inondation, un séisme, des ensablements, etc.

Au Congo Brazzaville, plusieurs personnes ont été touchés suite à la destruction de leurs maisons par des érosions, des ensablements ; sur les visages on pouvait lire la tristesse, voir des larmes perlées.

Cette dame qui a eu un excès de colère, à cause de la perte de sa production due à une inondation,

Les émotions au cours d'un deuil sont diverses et relatives à chaque individu selon sa stabilité sociale, financière et émotionnelle.

Selon le type de décès brusque, brutal :

-    Accident de circulation,

- Incendie,
- Noyade,
- Meurtre.

Les réactions sont plus fortes que les mortes dites douces (longue maladie) par exemple, où la mort est plus un soulagement qu'une punition. L'âge de la personne décédée est un élément qui détermine la durée et la crise du deuil : lorsqu'elle meurt jeune, la douleur est immense, impliquant un sentiment d'inachevé ; tandis que lorsqu'elle meurt à un âge avancé, la famille et les proches se réjouissent du repos de l'illustre disparu, ayant vécu sur terre ses plus beaux jours et ayant pleinement joui de sa vie.

Une jeune épouse de 27 ans qui perd son mari de 29 ans, va vivre longtemps dans le déni, se refusant d'accepter sa condition de veuve.

Pour un parent qui a perdu un enfant, l'admettre relève d'un des défis qu'aucun parent ne surmonterait aisément.

Je me souviens d'une dame qui a perdu son premier enfant il y a plus de quarante ans ; elle en parle avec tristesse et toute l'émotion, comme si c'était hier. C'est la preuve que pour un parent, perdre un enfant c'est perdre une partie de soi.

Amertume, colère, tristesse, condamnation sont des flots sur lesquels se meuvent cette vague de départ.

L'une des grandes émotions ressenties est la condamnation.

4- La condamnation

L'humain refuse d'accepter que la mort soit un processus ; l'étape ultime de toute vie, et se console à justifier son amertume en essayant de trouver des coupables.

Il n'est pas rare de voir des personnes condamner Dieu et des individus (membres de la famille, conjoints, enfants, collègues, voisins), et même le gouvernement, dans des situations de deuil parfois même d'origine naturelle.

Dans la douleur, on essaie de trouver un bouc émissaire et parfois nous nous prenons pour ces boucs émissaires. Nous acceptons de nous condamner, nous mortifier, en guise de punition.

« L'homme n'est pas maître de son souffle pour pouvoir le retenir, et il n'a aucune puissance sur le jour de la mort ; il n'y a point de délivrance dans ce

combat, et la méchanceté ne saurait sauver les méchants. » Ecclésiaste 8 : 8

Aucun homme n'est maître de son propre souffle de vie, à plus forte raison celui de l'autre.

Ce serait donc injustement que l'on se mortifie suite au décès d'un proche.

N'ayant pas trouvé de coupable sur terre, l'être humain dans sa pensée insensée, condamne Dieu.

Dieu serait-Il injuste d'avoir repris ce qu'il a donné ? Un homme a su se démarquer dans des circonstances difficiles, et adopter la bonne attitude ; celle de la gratitude, de l'abnégation, de la soumission et de la révérence à Dieu malgré le désert par lequel il passait : Job.

« Et dit: Je suis sorti nu du sein de ma mère, et nu je retournerai dans le sein de la terre. L'Éternel a donné, et l'Éternel a ôté; que le nom de l'Éternel soit béni! En tout cela, Job ne pécha point et n'attribua rien d'injuste à Dieu.» Job 1 : 21-22

Dans la Bible, le personnage de Job est présenté comme un homme pieux et riche qui vivait dans la région d'Uts, en Arabie. Selon le récit biblique, Job a subi une série de pertes tragiques qui ont mis à l'épreuve sa foi et sa loyauté envers Dieu.

Tout d'abord, Job a perdu ses biens matériels. Il était extrêmement riche et possédait de nombreux troupeaux de bétail, des chameaux, des chevaux et des ânes, ainsi que de nombreux serviteurs pour les faire paître. Mais un jour, des bandes de pillards ont attaqué ses troupeaux et ses serviteurs, les tuant, et les volant. Job a ainsi perdu presque tous ses biens.

Ensuite, Job a également perdu sa famille. Un jour, alors que ses enfants étaient réunis pour festoyer, une tempête s'est abattue sur la maison dans laquelle ils se trouvaient, la détruisant et tuant tous ses enfants.

Finalement, Job a également perdu sa santé. Il a été frappé par une maladie très douloureuse qui a couvert son corps de plaies et qui l'a rendu extrêmement faible. Il a même été abandonné par sa femme et ses amis qui ne pouvaient plus supporter de le voir souffrir.

Malgré ces pertes terribles, Job est resté fidèle à Dieu et a continué à croire en sa bonté et en sa justice. Sa foi a été récompensée lorsque Dieu lui a rendu sa santé et lui a donné une nouvelle famille et des biens encore plus grands qu'auparavant.

Job fut un homme qui eut tout perdu. Il avait toutes les raisons du monde de s'en prendre à Dieu, mais rempli de sagesse, en dépit de son cœur meurtri, il comprit que la mort est la fin de toute vie, et c'est Dieu qui en décide.

Car, même si la mort semble d'origine mystique, résultant d'un acte de sorcellerie ou d'un meurtre, si le maître de la vie en avait décidé autrement, ces personnes seraient en vie.

Questionnez les miraculés : survivants d'accidents, de crash, de violences sexuelles comme arme de guerre et de génocide, sur comment ils ont pu survivre là où plusieurs ont péri.

Ils vous répondront qu'ils ne savent pas. Car, concrètement, leur survie ne s'explique pas ; cela relève d'un miracle. Les croyants parmi eux vous diront que c'est par la grâce de Dieu qu'ils s'en sont tirés indemnes, parfois sans séquelles physiques.

Alors, pourquoi Lui en vouloir ?

Lorsque nous tenons Dieu pour Responsable, souvent nous nous éloignons de Lui, Le considérant comme un Dieu Injuste.

Je me revois encore en train de dire, il y a des personnes âgées dans les familles qui sont encore en vie alors que les jeunes décèdent. Tu aurais pu prendre un tel à la place d'un autre. Cette vision nous amène au pire des cas, celui du reniement de Dieu, oubliant que « tout ce qu'Il fait est bon ».

Dieu connait toutes choses à l'avance ; il est la fin avant le commencement.

Il connaît le nombre de jours exacts qu'il reste à chacun de nous de vivre sur terre. S'Il l'eut souhaité, nous n'existerions pas. N'est-ce pas par sa volonté que nous sommes en vie ?

« Tu es digne, notre Seigneur et notre Dieu, de recevoir la gloire et l'honneur et la puissance ; car tu as créé toutes choses, et c'est par ta volonté qu'elles existent et qu'elles ont été créées. » Apocalypse 4:11

Nous avons été créés par la volonté divine avant celle de nos parents. N'est-ce pas que la plupart des naissances ne sont pas planifiées ? N'est-ce pas que dans certains cas pendant la période de gestation, des foyers traversent des situations troubles, des cas de grossesses non désirées des hommes, mais voulues et occasionnées par Dieu ?

Dieu prend plaisir à la vie et il peut la retirer ou l'allonger, à sa convenance.

Ezéchias, un personnage biblique a vu le nombre de ses années être rallongé par Dieu.

Dieu peut s'Il le souhaite, ressusciter un mort ; Il est souverain, alors point n'est besoin de Le blâmer, de L'invectiver, ni de profaner Son nom.

Nous pouvons voir cette condamnation dans les yeux de la veuve de Sarepta qui après avoir perdu son fils qui pourtant fut né suite à une prophétie, condamner le prophète Elie.

Au lieu de condamner Dieu, remercions-Le pour la vie des personnes disparues et de la nôtre.

Il est souverain ; Il peut donner la vie et la reprendre à sa guise, au temps fixé par Lui et dans les circonstances qui Lui siéent.

Dans les cas de morts brutales (meurtres, accidents, incendie) on se demande pourquoi Il l'a permis, pourquoi Il n'aurait pas favorisé une mort moins violente, plus douce ? Nul ne saurait l'expliquer.

Toutefois, Dieu n'est pas le seul à être blâmé en cas de deuil ; les hommes n'échappent pas à ce vent de fureur. Dans des sociétés africaines où la sorcellerie, l'occultisme gangrènent la société, avec de nouvelles vagues de fléaux sous plusieurs formes telles que : le phénomène bébé noir, les trafics d'organes, les rites initiatiques aux sciences ésotériques, le phénomène Yahoo boy, les enlèvements d'enfants et d'adultes à des fins de rituels sataniques, etc., en cas de décès, surtout quand les fondements de la vie chrétienne ne sont pas solides, il y a cette tendance à vouloir chercher l'origine de la mort.

Marabouts, féticheurs, charlatans, et quelques fois hommes de Dieu, sont consultés pour identifier l'origine de la mort et son auteur ; des accusations vraies ou fausses (nul ne saurait expliquer rationnellement le processus d'identification du coupable).

Certains « prétendus » « hommes de Dieu, hommes d'église » se prêtent à ce jeu. Quel sacrilège et au nom de quel Dieu prétendent-ils accuser des individus dans le but de diviser les familles, allant parfois jusqu'à contribuer à la mort du présumé coupable ?

Au lieu d'être des artisans de paix, ils s'improvisent activateurs, moteurs de guerres familiales et sanguinaires.

Ce genre de pratiques animent et amplifient les velléités dans les familles.

En République du Congo, combien ont été brulés vifs avec des colliers de pneus, faut de prétendue sorcellerie ? Combien d'enfants sont en situation de rue, pour avoir perdu des parents ou pour des raisons multiples évoqués, en lien avec la sorcellerie que l'on leur a imputé ?

Des médecins ont subi la vindicte populaire pour avoir assisté impuissants à la mort des de leurs patients dont le pronostic vital avait peut-être déjà été engagé ; les conducteurs de véhicules condamnés et poursuivis, pour avoir écrasé des personnes qui traversaient, celles qui étaient dans d'autres véhicules, ou encore celles se trouvant sur la chaussée.

Condamner Dieu, se condamner ou condamner les autres, ne changeront rien à la situation. « Les morts sont morts », ils ne reviendront plus, et ce faux-semblant de justice ne les ramènera pas pour autant.

Le cycle de la vie pour tout être humain est ainsi agencé :

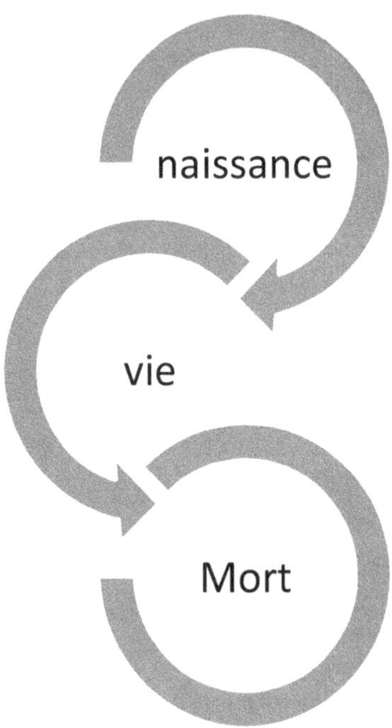

Chapitre 10 :

NAITRE-VIVRE-MOURIR

Le processus de naître, vivre et mourir est un sujet qui a fasciné les êtres humains depuis des siècles. C'est un processus universel qui touche toutes les cultures et toutes les civilisations, et qui est accompagné d'une gamme d'émotions et de sentiments complexes. Explorons ensemble ce processus en détail, en examinant les étapes de la naissance, de la vie et de la mort, ainsi que les réponses émotionnelles qu'elles suscitent chez les êtres humains.

1- NAÎTRE :

La naissance est le processus par lequel un bébé quitte le corps de sa mère pour entrer dans le monde. Ce processus peut être spontané ou induit, et peut se dérouler de différentes manières en fonction de nombreux facteurs.

Le processus de la naissance peut être divisé en trois phases principales : la phase de travail, la phase d'expulsion et la délivrance.

La phase de travail est la première phase de la naissance. Elle commence lorsque les contractions utérines commencent à se produire de manière régulière et à augmenter en intensité. Pendant cette phase, le col de l'utérus se dilate pour permettre au bébé de passer. Cette phase peut durer plusieurs heures, voire plusieurs jours.

La phase d'expulsion commence lorsque le col de l'utérus est complètement dilaté. À ce stade, la mère ressent une forte envie de pousser. Le bébé descend alors dans le canal de naissance et sort du corps de la mère. Cette phase peut durer de quelques minutes à quelques heures.

La délivrance est la dernière phase de la naissance. Elle commence après la naissance du bébé et se termine lorsque le placenta et les membranes sont expulsés du corps de la mère. Cette phase dure généralement de quelques minutes à une heure.

Le processus de naissance peut être indolore pour certaines femmes, mais il peut également être très douloureux pour d'autres. Dans certains cas, des analgésiques peuvent être administrés pour soulager la douleur.

Il est important que le processus de la naissance soit suivi de près par des professionnels de la santé qualifiés pour s'assurer que la mère et le bébé sont en bonne santé. Dans la plupart des cas, la mère et le bébé restent à l'hôpital pendant quelques jours après la naissance pour une surveillance supplémentaire.

En conclusion, la naissance est un processus complexe qui peut varier considérablement en fonction de nombreux facteurs. Il est important que les femmes enceintes reçoivent des soins prénataux appropriés pour s'assurer que la naissance se déroule de manière sûre et saine pour la mère et le bébé.

La naissance est le début de la vie d'un être humain. C'est un moment de joie et d'excitation pour les parents, mais aussi un moment de vulnérabilité pour le nouveau-né. Pendant la naissance, le bébé subit un stress important, à la fois physiquement et mentalement. Les processus biologiques qui se produisent pendant la naissance aident à préparer le bébé à la vie en dehors de l'utérus, mais ils peuvent également causer des complications si quelque chose ne se déroule pas comme prévu. Pour les parents, la naissance est souvent un moment de grande émotion, marqué par l'amour, la fierté et la responsabilité.

2- VIVRE :

Vivre est le processus de respirer, manger, dormir et effectuer toutes les activités nécessaires à la survie physique. Cependant, la vie ne se limite pas à cela. Vivre, c'est également éprouver des émotions, ressentir de la joie, de la tristesse, de la colère, de la peur, de l'amour et de l'empathie. C'est apprendre, grandir, se développer et s'épanouir.

La vie est précieuse et doit être chérie à chaque instant. Chacun de nous a la chance de vivre et de profiter de ce monde, mais il est facile de perdre de vue cette vérité dans un monde rempli de stress, de pression et de responsabilités. Il est important de se rappeler que la vie est courte et qu'elle doit être appréciée dans toute sa splendeur.

Vivre, c'est aussi explorer le monde qui nous entoure et découvrir de nouvelles choses. Cela peut signifier voyager, découvrir de nouvelles cultures, essayer de nouvelles activités ou simplement rencontrer de nouvelles personnes. Cela peut également signifier prendre des risques et sortir de sa zone de confort pour découvrir ce que la vie a à offrir.

Cependant, vivre ne se limite pas à l'expérience personnelle. C'est aussi faire partie d'une communauté et contribuer au monde qui nous entoure. Cela peut signifier aider les autres, donner de son temps et de ses ressources, et travailler pour créer un monde meilleur. Cela peut également signifier être conscient de l'impact de nos actions sur l'environnement et travailler pour protéger la planète pour les générations futures.

En fin de compte, vivre est une expérience riche et complexe qui ne peut être pleinement appréciée que si l'on est conscient de sa valeur. Il est important de profiter de chaque instant et de chercher à s'améliorer constamment. Cela signifie être ouvert d'esprit, curieux et prêt à s'engager dans le monde qui nous entoure. Si nous pouvons tous vivre de cette manière, la vie sera une expérience plus riche et plus satisfaisante pour tous.

Après la naissance, le bébé commence sa vie. Il grandit, apprend et se développe, et commence à explorer le monde qui l'entoure. Pour les parents, c'est un moment de découverte et de responsabilité, car ils doivent prendre soin de leur enfant et l'aider à grandir en tant qu'être humain. Pendant ce temps, les enfants développent leur personnalité, leur identité et leur relation avec le monde. Ils apprennent à aimer, à être aimé, à communiquer et à interagir avec les autres. C'est un moment important dans la vie d'un être humain, car les expériences qu'il vit à ce stade de la vie auront un impact sur son développement futur.

3- MOURIR :

Cependant, la vie ne dure pas éternellement. La mort est une réalité inévitable pour tous les êtres humains. C'est un moment de tristesse, de perte et de douleur, pour les proches de la personne décédée.

Mourir est l'un des thèmes les plus universels et les plus complexes de la condition humaine. Depuis l'aube de l'humanité, la mort a été un sujet de préoccupation pour les êtres humains, qui ont cherché à comprendre ce qui se passe après la vie terrestre et à donner un sens à leur propre mortalité.

La mort est une réalité incontournable de la vie humaine. Elle est souvent considérée comme l'un des événements les plus douloureux et difficiles de l'existence. Pourtant, la mort est également un sujet de réflexion et de philosophie depuis des millénaires. Explorons-la et découvrons ensemble ce qu'elle signifie pour l'humanité.

En examinant les façons dont elle est perçue dans différentes cultures et en réfléchissant à la signification de la mort pour l'individu et pour la société dans son ensemble.

Dans de nombreuses cultures, la mort est considérée comme un passage à une autre forme de vie. Les religions, en particulier, offrent des réponses sur ce qui se passe après la mort. Certaines croyances suggèrent que l'âme continue à vivre dans un autre monde, tandis que d'autres enseignent que la mort est le début d'un nouveau cycle de la vie. Dans toutes ces perspectives, la mort est considérée comme une étape importante et inévitable de la vie, plutôt que comme une fin en soi.

Cependant, la mort peut aussi être perçue comme une fin en soi, un événement tragique qui marque la fin de la vie et la perte de tout ce qui était cher. Pour beaucoup, la mort est associée à la douleur, à la perte et à la tristesse, et peut engendrer un sentiment d'angoisse face à l'inconnu et à l'incertitude de ce qui suit.

Pourtant, malgré la douleur et la tristesse qui accompagnent souvent la mort, il y a aussi une certaine beauté dans le fait que la mort est une partie intégrante de la vie. La mort donne un sens à la vie, en nous rappelant que notre temps ici est limité et en nous incitant à vivre pleinement chaque jour. La mort peut également être un catalyseur pour la croissance personnelle et spirituelle, en nous enseignant des leçons importantes sur l'impermanence de la vie et la nécessité de faire face à nos peurs et à nos limites.

La mort est souvent considérée comme la fin de la vie. Elle peut être perçue comme une perte, un vide ou un trou béant dans notre existence. C'est un moment de séparation d'avec ceux que nous aimons et un passage vers l'inconnu. Cette perspective peut être très angoissante pour certaines personnes, car elle soulève des questions sur l'existence de l'âme et de la vie après la mort.

Cependant, la mort peut également être considérée comme une partie naturelle du cycle de la vie. Tout comme les plantes et les animaux, les êtres humains naissent, grandissent, se reproduisent et meurent. Cette perspective peut aider à accepter la mort comme faisant partie de l'ordre naturel des choses, et à trouver un sens et une signification dans le cycle de la vie.

D'autres perspectives considèrent la mort comme un passage vers une autre forme d'existence. De nombreuses religions, par exemple, enseignent que l'âme continue d'exister après la mort, et qu'elle est soit réincarnée, soit transportée dans une autre dimension de l'univers ou dans l'au-delà. Cette perspective peut aider les gens à trouver du réconfort dans l'idée que la mort n'est pas la fin, mais plutôt un passage vers quelque chose de plus grand et de plus mystérieux.

La mort peut être considérée comme une source de motivation pour vivre pleinement sa vie. Savoir que notre temps sur terre est limité peut nous aider à apprécier davantage chaque instant et à chercher à laisser une marque positive sur le monde. Cette perspective peut nous inciter à être plus créatifs, à prendre des risques et à vivre avec passion et intensité.

En conclusion, la mort est un sujet complexe et multifacette ; sa signification est profondément personnelle et dépend de notre propre expérience.

Chapitre 11 :

LES DIFFÉRENTES FORMES DE DEUILS

Si dans certaines parties du monde la naissance se célèbrent en pleurs et la mort avec faste, il en reste que la mort demeure un moment de grande tristesse, occasionnant des traumatismes énormes sur les individus. Si pour certains l'expression de leurs émotions est visible et perceptible, pour d'autres elle est une bombe à retardement. Le silence, le mimétisme cause des énormes dégâts qui nécessitent de gros efforts de reconstruction.

Il est l'un des éléments qui alimentent les blessures émotionnelles. L'homme a une composition ternaire : corps , âme et esprit.

L'âme est le siège de toutes les émotions, dans le deuil elle est affectée en premier et influe sur le corps et l'esprit. Le deuil mal géré peut générer des troubles dans notre corps, notre âme et notre esprit.

1) Le deuil hystérique : La personne endeuillée s'identifie de façon pathologique au défunt en présentant des attitudes physiques ou comportementales caractéristiques de celui-ci. On note également des comportements autodestructeurs ou des tentatives de suicide dans le but de rejoindre le disparu.

2) Le deuil obsessionnel :

Cette pathologie est marquée, comme son nom l'indique, par les obsessions. Une série de pensées répétitives mêlant anciens désirs de mort et images mentales du disparu envahissent progressivement la personne endeuillée. Ces obsessions conduisent à une psychasthénie caractérisée par une fatigue, une lutte mentale de tous les instants, des insomnies. Elles peuvent également entraîner des tentatives de suicide et des phénomènes de « clochardisation ».

3) Le deuil maniaque : Dans ce cas, l'endeuillé reste en phase de déni après le décès, en particulier en ce qui concerne les conséquences affectives du décès. Cette absence de souffrance apparente, qui s'accompagne même souvent de bonne humeur ou de surexcitation, se transforme ensuite en agressivité, puis en mélancolie.

4) Le deuil mélancolique : Dans cette forme de dépression, on trouve une exacerbation de la culpabilité et de la dévalorisation chez l'endeuillé. Celui-ci se morfond en se couvrant de reproches, d'injures et d'incitation au châtiment. Le risque de suicide étant grandement multiplié, il est parfois nécessaire d'hospitaliser l'endeuillé mélancolique.

5) Le deuil traumatique : Il se traduit par une dépression grave peu marquée sur le plan psychique mais davantage sur le plan comportemental. Le décès du proche entraîne un débordement des défenses de l'endeuillé et produit chez lui une très forte angoisse. Les facteurs de risque d'un tel deuil sont la perte précoce de parents, le nombre de deuils vécus (surtout le nombre de deuils « importants » vécus) et, la violence ou la brutalité de ces deuils. 57 % des veufs et veuves présenteraient un deuil traumatique 6 semaines après le décès. Ce nombre passe à 6 % treize mois plus tard et reste stable à 25 mois.

C'est une complication du deuil qui génère davantage de cancers et de troubles cardiaques chez les personnes touchées, ce qui témoigne de l'impact d'un tel phénomène sur le système immunitaire. Les personnes endeuillées ont également tendance à adopter des comportements addictifs comme la consommation d'alcool, de psychotropes (anxiolytiques surtout) et de tabac.

6) Le deuil post-traumatique : Ce type de deuil peut survenir lorsque la perte du proche se produit en même temps qu'une menace collective dont l'endeuillé a fait partie : accident de la route, survie lors d'une catastrophe avec de nombreux morts, survenue chez des personnes qui ont failli s'embarquer avec autrui dans l'avion ou le bateau ayant échoué, etc. C'est l'idée de partager un « sort potentiellement commun et d'y échapper par chance » qui confère une proximité avec les victimes, et en particulier les personnes décédées. L'endeuillé ressent à la fois de l'impuissance, de la culpabilité d'avoir survécu et perçoit la mort du défunt comme la sienne : il a donc un besoin urgent d'un soutien psychothérapique.

Le deuil impacte pourtant le travail, nécessitant parfois un arrêt de travail d'une durée importante, mais aussi le travail scolaire des enfants ou encore la santé.

Il est non seulement un facteur de risque suicidaire majeur, mais aussi de surmortalité, en particulier chez les personnes âgées. Enfin les conséquences psychologiques sont loin d'être négligeables sur le sommeil, l'anxiété ou l'humeur, nécessitant dans certains cas la prise de traitements médicamenteux.

 Il n'est pas rare de voir pendant le deuil, des personnes tristes qui n'ont aucune envie de manger. Elles perdent du poids et semblent être éteintes spirituellement.

La plupart des personnes qui ont été au cœur d'un deuil, sont traumatisées et se sentent comme abandonnées, impuissantes.

Un enfant qui perd son parent (père, mère) aura tendance à penser que ce dernier l'a abandonné et/ ou rejeté.

Chapitre 12 :

MON EXPÉRIENCE AVEC LE DEUIL

Mon père de son vivant, représentait pour moi, un pilier émotionnel, financier et social.

Je me souviens encore qu'à mon admission à la faculté des sciences, après l'obtention de mon baccalauréat, il fit toutes les formalités administratives à ma place.

Pour mes sœurs et moi, mon père a été un modèle pour notre éducation ; il s'est impliqué au point de subir des moqueries de certaines personnes qui disaient qu'il en faisait trop pour « ses filles ».

Les conditions de sa mort brutale et inopiné, m'ont plongée dans une crise émotionnelle dont je n'étais pas consciente jusqu'en 2019 soit 12 ans après son décès.

Le perdre a été admis dans mon subconscient comme un abandon ; je me disais intérieurement « il nous a laissées » à notre triste sort.

Il est important de faire attention aux réactions des personnes pendant les différentes étapes du processus du deuil.

Je semblais être la plus sereine, et m'étais donnée la responsabilité de couver mes sœurs ; ce qui exigeait une assurance et constance de ma part, mais cela n'était que de façade. Je pleurais moins et m'occuper à les réconforter, elles et notre mère. Cela était une erreur de ma part, de penser bien faire.

Je développais à ce moment-là, ce que j'ai découvert plus tard être le **syndrome de l'iceberg**, petit en surface mais grand et profond en dessous. Ce syndrome qui démontre que les informations non apparentes, les raisons cachées, les motivations dissimulées sont souvent plus importantes que l'information immédiatement accessible.

Il n'est pas rare de voir des grandes joies, des larges sourires qui cachent une grande et profonde tristesse. L'iceberg dans sa partie immergée peut remonter progressivement ou brutalement en surface. Ceci peut occasionner des sautes d'humeur, des petites dépressions ou directement des accès de folie, des suicides, etc.

Pour ma part, la crise s'est manifestée après la mise en terre où chaque mois à l'approche du 21 (date de sa mort), je m'enfermais dans la chambre et pleurais à chaude larmes sous mon drap. Aucune personne de la maison n'était au courant de ses temps de pleurs qui pouvaient durer 3 à 4 heures par jour, et quelques fois toute une semaine. Cette crise a déclenché physiquement une maladie (une myopie), que j'ai mise sur le dos de ma formation estudiantine ; mais, avec du recul, j'ai réalisé que c'était l'une des sources de ces maux d'yeux.

Outre cela, j'ai subi un dérèglement hormonal qui a engendré des modifications de mon cycle menstruel.

Cet abandon a occasionné une dépendance affective que j'ai voulu combler avec le sexe opposé. J'étais à la recherche de cette figure paternelle que je n'avais plus. Lorsque je ne trouvais pas en cette personne ce père perdu, je me braquais ; ce qui amplifiait mes frustrations.

Il y a quelques jours, j'ai appris qu'une jeune fille ayant perdu sa mère il y a plus d'un an, a fait une crise de démence.

La perte d'un être cher engendre des blessures intérieures, et implique donc des douleurs muettes. Plusieurs personnes ont vu leurs vies être radicalement changées suite à une perte humaine.

Le premier vide que l'on ressent c'est l'absence physique de cet être. Son rire, sa joie de vivre, sa voix, son visage, son odeur nous manquent. Cette absence crée un déséquilibre émotionnel.

Les personnes endeuillées sont ainsi attirées par des personnes autour d'elles pour essayer de combler ce vide. Il a été remarqué que des jeunes filles, se mettent en couple avec des hommes suite au décès de leurs pères, ou s'attachent à des amies après le décès de la mère. Ce n'est pas forcément l'amour qui les motive, mais il s'agit souvent du désir inconscient et inexprimé, de combler un vide ; ce vide que l'on ignore d'ailleurs.

Pour en guérir ; il faudrait que l'intérieur soit révélé à l'extérieur. Il faut impérativement s'exprimer verbalement sur cette souffrance intérieure souvent enfouie et banalisée, mais combien destructrice.

C'est ainsi que les larmes constituent cette soupape pour laisser échapper tout le gaz, toute la pression au-dedans de soi.

Ainsi il n'est pas rare de voir des personnes pousser des cris en pleurant, il y va du degré de la douleur et aussi du degré d'affinité avec le défunt.

Je vous invite à accompagner vos proches à pleurer, ce mécanisme permet de libérer la pression émotionnelle et psychologique, et d'éviter des maladies post traumatiques (mal d'estomac, trouble psychique, dépression nerveuse).

Souvent, à l'annonce d'un deuil, le fait de ne pas avoir pleuré, occasionne de violents maux de tête, une nuque qui pèse et comme une chaleur qui se répand à l'intérieur.

Ne retenez pas vos larmes au détriment de votre santé, au risque de pleurer sur votre propre vie.

La récurrence des deuils autour de soi peut créer une forme de fausse résilience qui peut créer des automatismes qui nous empêchent de pleurer.

Le deuil entraîne une perte d'identité, de repères et des habitudes. Il est considéré comme cette scie qui vient couper à la racine cet arbre qui grandissait ou qui était là depuis. Il rend tristes, aigries, et amères, les personnes. Certaines personnes deviennent introverties, elles n'osent plus parler d'elles. Pour certains, des troubles psychiques et/ou psychosomatiques, biologiques sont enregistrés. Insomnie, crise de nerf, tension ; anorexie, boulimie, amaigrissement, migraine deviennent le quotidien des personnes endeuillées. Il n'est pas rare de voir des personnes lors des deuils perdre connaissance et parfois se retrouver à être réanimées, en famille ou même aux urgences.

Le deuil peut rendre une personne auparavant sociable, très solitaire.

Je me souviens encore lorsque je m'enfermais dans ma chambre, vautrée sous un drap où je pleurais mon père à chaude larme, pendant près de six mois après le décès de mon père.

Le deuil peut déclencher des maladies : « trois mois après le décès de mon père j'ai porté ma première paire de lunette ».

Emotionnellement, le deuil suscite des sentiments de rejet, d'abandon, et parfois même de trahison.

Les individus peuvent présenter des formes de dépendances affectives et de retranchements.

Une baisse d'énergie et de concentration peuvent également être enregistrée sur les plans scolaire et professionnel.

Cependant l'effet inverse peut se produire. La douleur peut être convertie en source d'énergie, en carburant, et nous pousser à nous dépasser, dans le but d'honorer la mémoire du défunt.

Le décès de mon père survint lieu le 21 Février 2007. J'étais étudiante en deuxième année d'université à la faculté des sciences de l'université Marien NGOUABI à Brazzaville, en République du Congo. Nous étions en pleine période d'examen, nous avions des partiels. À l'annonce du décès survenu, mes collègues m'ont suggérés de demander une session de rattrapage ; j'ai refusé, et souhaité honorer la mémoire de mon père en composant, jusqu'à la veille de mon départ pour les obsèques.

Cette année j'ai pu finir à la première session.

La douleur se changea en adrénaline, dans le seul but d'honorer la mémoire de mon père en lui rendant fière de moi, en faisant ce qu'il aurait voulu que je fasse : briller dans mes études. Un défi que j'ai su relever.

La mort d'un proche nous donne de grandir, et nous conduit peu à peu à la résilience, ayant conscience que les dés sont déjà jetés et qu'il n'y a aucune possibilité de changer le cours du monde, n'en ayant aucun contrôle et aucune capacité surhumaine.

Ce qui ne nous tue pas nous rendant plus fort, la mort nous donne de développer une capacité à résister aux épreuves dramatiques. Elle fait de nous des SURVIVANTS, pour avoir bravé cette blessure qui malgré sa profondeur, ne nous consume pas pour autant.

Le deuil nous rend plus sensibles à la mort, et à la douleur des proches de l'illustre disparu, qu'importe son identité. C'est l'un des rares moments où l'humain ne juge pas, et même si ce n'est qu'en apparence, se joint à la famille, aux amis et aux connaissances éplorés pour pleurer ensemble avec eux. C'est un moment où l'humanisme ressurgit en chaque être humain.

Jusqu'à ce que je perde mon père biologique, je n'étais pas trop émotive pendant les périodes de deuil, quitte à en pleurer. Je trouvais cela assez spectaculaire et souvent trop folklorique, ignorant que la mort d'un être cher nous fait perdre des repères, pour ne pas l'avoir subi d'une manière aussi violente et dans un contexte aussi particulier que de perdre son père.

C'est après ce départ que j'ai compris la douleur de perdre un être cher. Ainsi j'ai pu développer cette compassion envers ceux qui pleurent, et compris le sens du verset biblique *« ...pleurez avec ceux qui, pleurent »* dans Romains 12 :15

La mort d'un proche peut occasionner une renonciation aux valeurs, une adoption de mauvaises et nouvelles habitudes telles que la consommation de l'alcool et de la drogue.

Il n'est pas rare de voir des jeunes gens se lancer dans une vie sexuelle effrénée suite au décès des parents, dans le but de combler le vide. Hélas ! Une pure utopie qui contribue à amplifier le mal.

Le sexe n'a jamais été une source de consolation.

Sur le plan social, le deuil, surtout dans les sociétés africaines occasionne beaucoup de clivages dans les familles.

En Afrique, il est fréquent de voir des familles se disloquer, succession et cause du décès sont parfois les raisons de ces séparations. Le droit est lu de travers et de peur de perdre leurs vies, les ayant-droits (veuves, enfants) acceptent de voir leurs droits être lésés.

Les personnes autrefois sympathiques du vivant des parents, et qui semblaient nous montrer de l'intérêt, deviennent paradoxalement des bourreaux.

Si la personne est décédée des suites d'une longue maladie, le constat a été fait que certains membres de la famille ne se sentent souvent pas concernés pour apporter leur soutien financier ou moral, et répondent aux abonnés absents.

Mais, curieusement, dès que la nouvelle de la mort est annoncée, toute la famille s'organise pour les funérailles et les contributions onéreuses sont faites pour accompagner le (la) défunt (e) à sa dernière demeure ; alors que tout cet argent aurait pu servir à sauver cette vie, qui dans certains cas s'en est allée faute de moyens financiers pour faire face aux obligations médicales indispensables à la survie du patient.

Les cris et les pleurs exagérés dans les rues du quartier, les souvenirs relatés pour rendre hommage à l'illustre disparu, etc.

Si ce dernier pouvait parler, il s'offusquerait de tels agissements, alors que nul ne s'est donné la peine de le sauver lorsqu'il en avait le plus besoin, et l'on trouve quand-même le moyen, la force et les finances pour organiser des funérailles fastueuses. Hélas !

Le pire, c'est qu'ils récoltent les contributions et s'en mettent plein les poches ; sans toutefois faire de compte rendu des dépenses effectuées.

La veuve et les enfants représentent à ce moment-là, le cadet de leurs soucis.

Curieusement, même les chrétiens «de façade» s'adonnent à ces pratiques malsaines, oubliant que nul n'est éternel et que l'on ne récolte que ce que l'on aura semé.

Les chrétiens de façade, car une personne qui craint réellement Dieu et qui a en son cœur l'amour divin, ne se permettrait pas de mépriser autant, une personne comme soi, que Dieu a conçu à son image et selon Sa ressemblance.

Les membres de la famille sont prompts à se partager les biens matériels du défunt, au détriment des ayant-droits légaux, mais quand il s'agit d'assumer certaines charges (garde des enfants, paiement des dettes, etc.), ils se défilent comme si les liens de parentés n'étaient valables que lorsque tout va bien. C'est comme s'ils ne vous avaient jamais connus, et que vous n'aviez jamais soupés ensemble auparavant.

Dans de pareilles circonstances surviennent souvent les règlements de comptes, s'agissant de faire payer aux proches du défunt, les erreurs de celui-ci. Époux, épouses, enfants, collaborateurs, y passent tous. Tous les coups sont permis, et ils s'en servent bien contre vous, comme pour vous signifier que celui qui vous protégeait n'est plus, et que désormais, ils vous feront payer les pots cassés.

Ce genre de pratique occasionne des conflits intergénérationnels, déteignant sur les enfants, et semant la discorde dans la famille. Des blessures se perpétuent ainsi, de génération en génération, et c'est ainsi que l'on constate que des familles autrefois soudées, sont disloquées aujourd'hui, faute des conflits causés par les blessures intérieures.

Combien de familles séparées ? Combien d'enfants dépossédés de leurs biens par les familles de leurs défunts parents ?

L'heure est à la réparation des blessures ; l'heure est à la prise de conscience collective.

Revivre après un deuil est-ce possible ?

Il n'existe pas une thérapie qui marche à tous les coups ; mais je peux te rassurer qu'il soit possible de survivre et revivre après un deuil.

Il y va de notre volonté et notre possibilité de percevoir la lumière après cette page sombre. Le processus est certes long mais salvateur. Pour revivre après un deuil, il faudrait accepter d'en payer le prix, car il existe un prix à tout.

Accepter que l'inévitable est parvenu, admettre que la douleur est là, que le passé fait partie de notre histoire et que le futur devant nous est à découvrir. Le passé est certes douloureux, mais le futur est prometteur.

Il existe quelques attitudes à développer pour passer le cap.

Le premier maillon de cette chaine de guérison est « **Pleurer** ».

1- Pleurer

Pleurer est un phénomène naturel, ignoré, mal compris et parfois méprisé. Chez l'enfant comme chez l'adulte, les larmes soulagent, apaisent et peuvent même nous amener à retrouver d'anciennes blessures et à s'en libérer. Pleurer fait ainsi partie du processus de guérison. La Bible nous donne des exemples de personnages qui ont pleuré pendant les périodes de deuil.

« - Sara mourut à Kirjatch Arba, qui est Hébron, dans le pays de Canaan ; et Abraham vint pour mener deuil sur Sara et pour la pleurer. » (Genèse, 23 :2)

Abraham, le Père de la foi a pleuré suite au décès de sa femme Sara.

« - Et il déchira ses vêtements, il mit un sac sur ses reins, et il porta longtemps le deuil de son fils. » (Genèse, 37 :34)

« - Quand les jours du deuil furent passés, Joseph s`adressa aux gens de la maison de Pharaon, et leur dit : Si

j'ai trouvé grâce à vos yeux, rapportez, je vous prie, à Pharaon ce que je vous dis. » (Genèse, 50 :4)

« Et il dit : Où l'avez-vous mis ? Seigneur, lui répondirent-ils, viens et vois. Jésus pleura. » (Jean 11 34-35)

Devant le tombeau de Lazare, Jésus Christ, Fils du Dieu vivant a pleuré. Il n'en avait pas besoin car il savait qu'il avait le pouvoir de ressusciter le défunt. Étant le modèle par excellence en toutes choses, Jésus christ nous montre l'attitude à avoir face au deuil, afin d'exprimer notre douleur et de la dissiper. Alors, qui sommes-nous pour retenir nos larmes et nous abstenir de pleurer ?

Selon Olivier Peyrega, hypno thérapeute, les larmes ont leur place dans le processus de guérison du deuil.

« Je pense que pour certaines personnes en grande tension nerveuse, par exemple pour un processus de deuil, mais également pour un passage ou un grand changement (fin d'une addiction, d'un changement de vie), les

larmes peuvent venir marquer et aider le changement de façon positive. »[1]

« Pleurer procure un soulagement et un apaisement. » Le Dr William Frey du Saint Paul-Ramsey Medical Center dans le Minnesota a procédé à l'analyse chimique de larmes de patients en thérapie. Qu'a-t-il découvert ? Les larmes contiennent des hormones de stress (l'ACTH). Sans équivoque, dit Janov[2], *« les larmes favorisent l'élimination de la composante biologique du stress. »*

« Pleurer peut non seulement soulager et apaiser, mais cela peut aussi être curatif. Janov a vu de nombreux patients se libérer non seulement de troubles psychiques mais également de certains symptômes physiques grâce aux pleurs connectés avec des souffrances anciennes refoulées.

---

[1] Le pouvoir des larmes - Olivier Peyrega (peyrega-hypnose-paris.fr)

[2] https://fr.wikipedia.org/wiki/Psychologie, **Arthur Janov** (né le 21 août 1924 à Los Angeles (Californie) et mort le 1er octobre 2017 à Malibu (Californie)[1]) est un psychologue américain.

Il est l'inventeur d'une thérapie psychologique, la thérapie primale dont l'objectif est d'amener les patients à revivre les souffrances profondes réprimées dès la petite enfance afin de comprendre leurs émotions et sensations.

Certains patients ont d'ailleurs rapporté s'être libérés d'allergies, de sinusites, etc. Je suis d'accord avec ce psychologue : « Rien n'est plus puissant sur le plan thérapeutique que de verser des larmes d'enfant. »

Malheureusement, les adultes ont souvent une attitude plus ou moins adéquate face aux pleurs...

Il est coutume de voir des personnes pleurer à chaude ou silencieuses larmes. Quoique des fois des simagrées soient enregistrées pendant les deuils surtout en Afrique, les larmes constituent un moyen pour extérioriser sa douleur.

Les larmes ont un pouvoir exutoires, elles permettent de ressortir notre douleur, mais également de l'atténuer.

Il existe des conceptions erronées selon lesquelles les hommes ne devraient pas pleurer, de par leur position d'autorité dans la société et dans les familles ; quelle aberration. La douleur serait-elle sexuée ? Les larmes sont-elles synonymes de faiblesse ?

Ces idées préconçues rendent plus difficile et plus long le processus de guérison.

Il faudrait retenir que pleurer n'est pas réservée à une catégorie spécifique de personnes. Tout Homme a le droit de pleurer. Les situations sociale, financière ou encore le genre, n'ont rien à avoir avec les émotions. D'autant plus que la mort ne fait acception d'aucune catégorie, nous avons donc tous le droit de pleurer.

Homme, Femme, grand, petit, Homme de toutes races, nous sommes appelés à pleurer, il n'y a aucune honte à exprimer son mal être au travers des larmes.

Pleurer après avoir perdu un être cher, permet d'exprimer ses émotions.

S'empêcher de pleurer, peut favoriser la dépression et même conduire à la mort.

Il y a un prix à payer à refouler sa peine. Pour ma part, j'ai été étonnée de constater, il y a quelques années, la disparition d'une douleur à la gorge (un serrement) après avoir pleuré abondamment en faisant le deuil d'une relation.

Janov est sans équivoque sur le risque possible d'une répression massive de la peine : *« [...] si l'on ne nous laisse pas manifester ce sentiment [de tristesse], si l'on ne peut ouvertement exprimer à fond sa douleur, les sentiments ''s'engourdissent'' et, passé un moment, la dépression s'installe. »*

2- Écrire

L'écrito thérapie est un moyen d'exprimer ta douleur, de l'extérioriser.

Ecrire est un des moyens pour décrire extérieurement ce que l'on ressent intérieurement. C'est un moyen de se dévoiler au travers des mots. Cette opération fait de nous des auteurs et des lecteurs. En écrivant, nous disons ce que nos larmes n'ont pas pu dire.

Cet exercice nous permet de « décompresser ».

Personnellement, écrire me permet de me reconnecter à une personne, à notre vécu et l'honorer avec les mots.

3- L'art dans tous ses contours : danse, musique

La musique joue un rôle important dans le processus de deuil suite à la mort d'un proche. La musique ou les chants / chansons peuvent transformer nos sentiments de tristesse profonde en célébration de la vie, et jouent un rôle important dans les différentes phases de deuil après la mort d'un proche.

La musique et les chants / chansons jouent un rôle majeur dans tout processus de guérison. Bien souvent, les mots sont insuffisants pour exprimer la profondeur de nos émotions dans le cas de la perte d'un proche, d'une personne avec qui l'on a vécu tant de choses.

La musique peut aussi nous transporter d'une étape à l'autre tout au long du processus de deuil après la disparition d'un être cher. Certes, les mots de condoléances de la part des proches sont une aide pour la famille du défunt dans la « traversée du désert » qu'est le deuil. Le temps également est nécessaire dans ce processus car il referme les plaies. Mais la musique a le pouvoir supplémentaire de vous remettre sur pieds, parce qu'elle vous rappelle la vie que vous avez partagée avec le défunt tout en vous permettant de faire la transition vers la nouvelle vie qui démarre pour vous. De nombreux scientifiques, thérapeutes et médecins, rappellent que la musique a un effet sur le cerveau, libérant de la dopamine, une des « hormones du bonheur ». La musique est une amie qui vous accompagne aussi dans vos épreuves et votre tristesse.

4- Se faire entourer de bonnes personnes :

« J'aimais à aller vers eux, et je m'asseyais à leur tête ; J'étais comme un roi au milieu d'une troupe, Comme un consolateur auprès des affligés. »
(Job, 29 :25)

En période de deuil, se savoir entourer nous permet de comprendre que nous ne sommes pas seuls. Il y a une épaule sur laquelle on peut s'appuyer, une personne pour nous parler, pour nous faire sourire.

Il faudrait que ces personnes soient pleines de compassions et empathiques.
Nous devons nous rendre auprès des personnes éprouvées pour leur apporter notre soutien et témoigner de notre amour. Pour réussir ce pari, il faudrait être prompt à écouter, et être patient.
Il est recommandé aux chrétiens selon proverbes 17 :17, d'être des frères dans le malheur.

C'est ainsi que j'ai fait de mon cheval de bataille, être auprès de ces personnes endeuillées pour être pour eux une épaule et une oreille disposés, et si possible leur apporter une parole de réconfort.

Certains ne se rendent pas dans les lieux de deuil pour consoler, mais plutôt pour médire sur le défunt, ou même les personnes éplorées. Combien de fois j'ai entendu des parles telle que : « cette personne ne pleure pas assez, c'est qu'elle ne souffre pas en réalité. »

J'en ai été victime au décès de ma mère. Celle-ci nous a quittées 11 ans après notre père. Selon eux, je ne respectais pas la coutume des pleurs matinaux.
Le clou s'est davantage enfoncé le jour de l'inhumation, jour où je devais me déplacer pour des raisons professionnelles. Je ne pouvais donc pas assister à la mise en terre. Est-ce pour autant que je n'ai pas pleuré ma mère ? Non. Cela a été très mal perçu.

Pour un veuf ou une veuve, nous pouvons nous porter volontaire pour garder les enfants un moment, où en prendre soins pour permettre au parent de se reposer.

Pour les chrétiens, c'est le moment où nous devrions manifester l'amour du prochain par l'organisation des cultes de consolation mais également et surtout en étant près des personnes éplorées. N'est-ce pas que nous sommes une famille ?

Soyons des véritables frères et sœurs en Christ. Allons dans les maisons endeuillées comme nous le recommande la parole de Dieu dans Ecclésiaste 7 :2.

5- Le rôle de la famille biologique dans le deuil

La famille biologique a un rôle crucial à jouer dans cette épreuve. La présence des membres de la famille au cours des moments difficiles renforce les liens et favorisent une guérison rapide.

De nos jours, surtout en Afrique, les deuils sont devenus des sources de division des familles. Les parents des défunts sont plus portés sur le matériel que sur l'état psychologique. Des paroles blessantes sont dites à l'encontre des orphelins, du veuf ou de la veuve.
Pour une mère qui perd son fils ou sa fille, c'est encore pire, entre les accusations de maltraitance et de négligence venant enfoncer le clou dans un cœur déjà plus que meurtri.

Les cas d'accusation de sorcellerie ou de préméditation de la mort, sont des éléments amplificateurs de la douleur.

Un climat d'apaisement est avant tout indispensable et nécessaire pendant et après le deuil.

Les liens familiaux doivent se resserrer en cette période et non le contraire.

6- Faire quelque chose de nouveau : voyager, changer de maison

Rester dans le même endroit où l'on a vécu avec la personne décédée peut nous raviver en nous des souvenirs douloureux, et nous empêcher de traverser au mieux les étapes du deuil, et de les surmonter. L'une des solutions c'est de changer de maison si les moyens le permettent.

Si l'on partageait la même chambre que l'illustre disparu, en changer est une piste à explorer. Pour le cas d'un enfant décédé, il faudrait envisager de partager les affaires du décédé, et faire occuper la chambre par d'autres enfants. Ce processus nous permet de lâcher prise et d'accepter la séparation. Cet acte doit se faire volontairement, ou peut être stimulé par l'entourage.

Un voyage hors de la ville, nous permet de découvrir un nouvel environnement, et de l'apprécier.

7- Se faire accompagner, intégrer des groupes de paroles

Sortir du deuil dépend certes de notre volonté première, mais elle nécessite de se faire accompagner par des psychologues, des coachs ou conseillers en relation d'aide. Ces habitudes sont encore loin des mentalités africaines en général et congolaises en particulier ; pourtant, elles sont salvatrices. Par expérience, je conclus qu'une personne accompagnée se remet plus vite qu'une esseulée. Les professionnels de la santé mentale constituent une béquille sur laquelle la personne endeuillée se repose.

Une personne qui a vécu la même chose que soi, est plus susceptible de nous comprendre et de nous apporter un réconfort adéquat, pour l'avoir expérimenté avant nous.

J'aimerais tout autant interpeller les responsables d'églises (pasteurs et leaders spirituels), concernant le fait qu'il y a des types d'accompagnement qui ne se font que par des personnes habilitées, pour avoir suivi des formations y relatives.

Il est important que chacun œuvre dans son couloir pour une atteinte efficiente de l'objectif : la guérison de la personne endeuillée.

Il est donc utile si l'on n'a pas certaines compétences, de faire recours à des personnes qualifiées, afin de travailler en synergie avec ces dernières.

Aussi, l'église est appelée à former des membres dans l'accompagnement de ce genre de traumatismes.

Il y a quatre ans, un de mes amis perdait son épouse ; il est passé par toutes les étapes jusqu'à se faire hospitaliser à maintes reprises, et je me suis proposée de l'aider. Étant dans deux villes différentes, l'accompagnement s'est fait à distance. Nous avons eu des conversations téléphoniques où je l'écoutais épandre sa douleur ; je l'ai encouragé à l'écrito thérapie, et surtout accompagné dans la prière.

Le chemin a certes été long, mais à ce jour, il est prêt à prendre un nouveau départ.

Après les séances individuelles, le cap de l'assurance acquis, il est important de fréquenter des groupes de paroles. Ces espaces où l'on peut rencontrer d'autres personnes endeuillées. C'est un moyen d'évaluer notre souffrance par rapport aux autres et nous rendre compte que notre situation n'est pas pire que celles des autres. Dans ces espaces, le réconfort est apporté par les autres endeuillés et on peut s'autoriser à croire que l'espoir est permis.

8- Prier

Car, Dieu est celui qui console les affligés ; Ésaïe 49 :13 ; 2 Corinthiens 1 :4-5

Les hommes peuvent nous apporter du réconfort mais la vraie consolation ne se trouve qu'auprès du Père céleste. Quoique pour la plupart, la première réaction est de fuir loin de Dieu, le croyant incapable de nous comprendre et de nous guérir, alors que la meilleure attitude est de chercher Dieu. Il est près de ceux qui ont le cœur abattu, brisé (psaumes 34 :18). Il n'y a pas meilleur endroit pour se consoler, que dans les bras de notre Père d'amour. Il ne nous juge pas, Il connaît le contenu et l'étendu de nos larmes ; que pouvons-nous lui cacher ? À la mort de mon père, ma relation avec Dieu n'était pas constante. J'étais une chrétienne instable, si bien que j'ai cherché le réconfort autre part que dans les bras du Consolateur par excellence.

Le résultat était catastrophique. Cependant, lors du décès de ma mère, je grandissais dans ma foi avec Dieu ; c'est ainsi qu'il a été mon premier recours. J'ai ainsi pu passer ce deuil, plus vite que celui de mon père. Dieu, par le Saint-Esprit, m'a consolé au travers de la méditation de la parole. Lorsque je me sentais mal et que les larmes montaient, je pouvais sentir une main essuyée mes larmes, une parole me réconforter, une force pour avancer.

Cette épreuve m'a le plus rapproché de Dieu, car j'ai pu réaliser qu'il ne nous abandonnera jamais et qu'Il est fidèle. Il est réellement notre Père, notre Distributeur d'amour. L'Ami Fidèle Qui est toujours là pour nous, Celui qui peut essuyer nos larmes avant même qu'elles ne paraissent.

« ***N'abandonnons pas notre assemblée*** » (Hébreux 10 :25)
En période de deuil, nous avons besoin de la chaleur de la communion fraternelle. Fréquenter la maison de Dieu est un moyen de se reconnecter à la source divine et de bénéficier du soutien de notre famille spirituelle. Des temps de prières collectives nous permettent de sentir cette chaleur. Il est

vrai qu'il est difficile de retourner dans l'église pendant le deuil, surtout si on y venait avec le défunt ; c'est un des caps à franchir dans le douloureux processus. Des émotions peuvent remonter à la surface, mais nous avons le droit de sortir, pleurer, respirer puis retourner dans notre communauté. Dans cette atmosphère, nos frères et sœurs nous portent en prières et nous jouissons d'un réconfort de leur part.

« *Ton soleil ne se couchera plus, Et ta lune ne s'obscurcira plus ; Car l'Éternel sera ta lumière à toujours, Et les jours de ton deuil seront passés.* » (Ésaïe 60 :20)

« *Cependant je vous dis la vérité : il vous est avantageux que je m'en aille, car si je ne m'en vais pas, le consolateur ne viendra pas vers vous ; mais, si je m'en vais, je vous l'enverrai.* » (Jean 16 :7)
Le Saint-Esprit est Celui Qui nous console.
Mais Dieu peut aussi utiliser des hommes pour nous apporter la consolation.

« *J'aimais à aller vers eux, et je m'asseyais à leur tête ; J'étais comme un roi au milieu d'une troupe, Comme*

un consolateur auprès des affligés. »
(Job 29 :25)

9- Le rôle des images dans le processus de deuil

Les images sont "ritualisantes" : elles participent à un ensemble de gestes, de mots, d'actions, qui permettent de se "relier", de se "recueillir", ensemble. Elles contribuent donc ici à accomplir le travail de deuil. Mais comment ? En constituant une mémoire individuelle, collective, et sociale. L'illustre disparue est immortalisée par le biais des images, des vidéos, des photos souvenirs de son vivant ; ce qui va aider ses proches à accepter son départ. Les images nous permettent d'affronter la réalité et d'assumer ce vide. Au-delà des images, on peut réaliser un court métrage de sa vie, en se focalisant sur les évènements heureux ; nos larmes couleront certes, mais elles seront émaillées d'un sourire. Oui, la joie d'avoir connu cette personne, sera plus forte que la douleur de l'avoir perdu.

10-Faire une activité qui nous plait, et qui nous apaise :

Réaliser une activité qui nous plait, permet de se recentrer sur soi et d'évacuer toutes les pensées négatives. Natation, lecture, musique, marche, danse, cuisine, peinture, sont des moyens pour extérioriser notre douleur et surtout redevenir soi-même. L'énergie que l'on dépense et la sueur qui coule sont des canaux par lesquels la douleur et la tristesse se dissipent de nos cœurs. À la fin de ses activités, nous sommes certes épuisés, mais beaucoup plus apaisés.

Chapitre 13 :

LES FACTEURS QUI FACILITENT LA PÉRIODE DU DEUIL

1- L'assurance du salut du défunt

« Et j'entendis du ciel une voix qui disait : Ecris: Heureux dès à présent les morts qui meurent dans le Seigneur! Oui, dit l'Esprit, afin qu'ils se reposent de leurs travaux, car leurs œuvres les suivent. » (Apocalypse 14 :13)

En effet, savoir que le mort a préparé sa mort en donnant sa vie à Christ, est très apaisant et réconfortant.

« Les morts en Christ sont heureux car ils ressusciteront » (1 Thessaloniciens 4 : 16)

Lorsque ma grande mère maternelle est morte, quoique nos cœurs fussent tristes nos âmes étaient pleines de joie et d'espoir car elle avait achevé la course en vaillante soldate. Même des enfants arrivaient à dire que mamie est avec Jésus dans son ciel ». Quelle joie de savoir que le mort ne l'est pas en réalité, il est déjà auprès du père.

Cette espérance a apaisé mon cœur et a rendu cette période de deuil moins longue et moins douloureuse.

C'est la même sensation que Etienne (Actes 6 ; Actes 7) lapidé, priait en faveur de ses bourreaux puis s'endormit. La mort pour lui a été décrite comme un sommeil doux et paisible, alors que les circonstances de sa mort sont très dramatiques.

Comment expliquer ce contraste ? comment un être de chair et de sang a pu endurer ce martyr et dormir paisiblement ?

Cela n'est possible que si le Dieu de paix l'envahit d'amour, transporte son corps dans une autre dimension et lui présente la gloire qui l'y attend. Ainsi la mort devient un gain, un tremplin pour une vie sans douleur

Par amour pour nos proches, nous devons les emmener à donner leur vie à Jésus christ car la vie ne nous appartient pas.

A l'orée de l'année 2023, un drame s'est produit dans la ville capitale, suite à une pluie diluvienne abattue sur Brazzaville, une mère et son fils perdent la vie emportée par les eaux.

Des questions ont fusé dans mon esprit

- Que ressentent les membres de cette famille en perdant deux êtres chers en des circonstances si dramatiques ?
- Le RIP (Rest in Peace), repos éternel est-il évident pour ces âmes ?

En écrivant ces mots, je pleure mon père et d'autres membres de sa famille qui n'ont pas pu donner leur vie à Jésus christ.

Ma prière pour toi qui lit ce livre est que tu donnes ta vie à Jésus christ maintenant, car demain ne t'appartient pas.

2- Le fait de ne pas se sentir seul

Depuis le décès de mon père, j'ai compris qu'il est important de se faire accompagner et d'accompagner les personnes traversant les périodes de deuil. J'ai senti ce fardeau et je le porte.

Je me rends disponible en proposant une écoute, des temps d'échanges physiques, et même virtuels.

Le but c'est d'éviter que la personne se retranche du monde et se recroqueville sur elle-même, de peur qu'elle sombre dans la dépression. Il faudrait encourager et même inciter à la personne endeuillée, à parler, à extérioriser sa douleur, afin d'accepter le départ du défunt.

Un mot, un coup de fil, une épaule, une oreille attentive, une main rassurante, suffisent pour faire comprendre à l'autre qu'elle n'est pas seule dans cette épreuve.

Dans cette situation, échanger avec une personne qui a vécu le deuil avant soi, peut être salvateur, et une réelle source d'apaisement, nous faisant sentir moins seuls et incompris ; cette personne sera apte à mettre les mots sur nos douleurs muettes. Car, qui saurait mieux décrire la douleur d'un accouchement qu'une femme qui a déjà donné la vie? Il en est de même pour le deuil.

L'ayant déjà vécu, l'on comprend mieux les sautes d'humeur, les silences, les regards hagards ou les appels au secours silencieux.

Passer par le deuil ne suffit pas pour être un bon soutien pour ceux qui traversent cette épreuve, il faudra déjà avoir fait son deuil et cerné les différentes étapes afin de mieux accompagner.

L'amour et la compassion doivent nous caractériser par-dessus tout.

3- **La mort n'est pas une fatalité**

La mort est certes la fin d'une vie, cependant elle n'est pas la fin de toutes les vies. Elle est le début d'une autre vie. Une vie « sans l'autre ». C'est la période où on apprend à vivre sans l'être cher.

Je me souviens des fêtes de fin d'année 2018, c'était les premières fêtes sans mes deux parents. J'ai appris à vivre sans écouter leurs voix, sans recevoir leurs messages et leurs cadeaux.

C'est un processus d'apprentissage d'un nouveau type de vie.

Cela nous permet d'apprécier les instants passés avec nos proches et de les chérir. Suite à la mort de mes parents, j'ai appris à apprécier la compagnie de mes sœurs. La mort m'a fait réaliser que chaque personne est unique et qu'il important de l'apprécier et de la valoriser.

Passer par l'épreuve du feu nous rend plus fort ; ainsi, passer par la mort nous rend plus résilient. Elle nous donne de surmonter les épreuves différemment. Le mental se prépare à tout, quoique l'on ne s'habitue pas à la mort.

Passer par le deuil, c'est passer par l'une des plus grandes écoles de la vie. C'est l'école des grandes émotions : tristesse, amertume, colère, déception.

C'est l'une des périodes où notre foi est mise à l'épreuve. C'est dans ces moments où l'on pense que Dieu nous a abandonné, qu'Il est injuste, et qu'Il nous a oubliés.

Mais je voudrais vous rassurer que Dieu est là psaumes 34 : 17-19 « *...Quand les justes crient, l'Eternel entend, Et il les délivre de toutes leurs détresses ; L'Eternel est près de ceux qui ont le cœur brisé, Et il sauve ceux qui ont l'esprit dans l'abattement. Le malheur atteint souvent le juste, Mais l'Eternel l'en délivre toujours...* »

Dieu n'est pas loin, il est proche de nous dans le deuil. Il répond à nos cris. C'est pendant le deuil que je me suis vraiment rapprochée de Lui, et que je L'ai écouté me parler. C'est dans ces périodes qu'il a placé des hommes sur mon chemin, des personnes qui m'ont accompagné dans mon processus de guérison.

La mort nous permet de grandir physiquement, spirituellement et socialement. Elle nous rend responsable de notre présent, ainsi que de notre avenir. Pour une épouse, elle lui permet d'endosser le rôle de père et de mère pour sa famille. Elle permet de prendre conscience que nous devons redoubler d'efforts afin de préserver l'équilibre à la maison. Mais, elle nous permet également de réaliser que nous avons un Père Céleste très Responsable Qui sait combler tous les vides.

La mort nous rapproche de Dieu ; même inconsciemment, nous soupirons après Lui. Nous sommes conscients que Lui Seul détient les réponses aux questions que les hommes n'arrivent pas à élucider.

4- La mort comme source de délivrance

Il existe des cas où la personne souffre beaucoup dans son corps ou même la science ne peut plus rien pour elle. Dans ces cas particuliers, l'on a besoin d'une solution, d'un miracle. Pour certains, nous demandons à Dieu de prendre l'âme de la personne afin qu'elle se repose.

Je me souviens avoir fait cette prière pour le père d'une sœur. Ses enfants étaient seuls à prendre soins de lui, et son état physique se dégradait. Après avoir visité cette famille, j'ai prié que le Seigneur prenne son âme, une semaine après le père était décédé.

Celle-ci a été une délivrance pour lui, mais également pour sa famille.

De même pour ma mère, la voir crier de douleur suite à cette supposée maladie me sidérait, alors j'ai demandé à Dieu de faire sa volonté. Après 5 mois dans ce combat, elle a rendu l'âme le dimanche 6 Mai 2018.

Chapitre 14 :

TÉMOIGNAGES

Victime du deuil, j'ai appris à survivre après ces étapes tragiques de ma vie. Cela n'a pas été facile mais par la grâce de Dieu, j'ai appris à vivre sans mes parents. À la date d'écriture de ce texte, cela fait 16 ans que j'ai perdu mon père, et 5 ans que j'ai perdu ma mère.

J'ai compris que les personnes ont besoin d'être accompagnées pendants ces moments, je me suis donc donnée pour mission d'être là pour les personnes endeuillées.

Depuis près de 3 ans j'accompagne les personnes autour de moi.

Voici quelques témoignages que j''ai pu recueillir.

1- *BADI Delly Désiré, un ami depuis plus de 15 ans, qui a perdu sa*

femme un an après leur mariage et un mois après la naissance de leur fille.

« Il est très important de se faire accompagner pendant le deuil. Même et surtout après le deuil. En réalité, un deuil ne finit jamais. Il suffit d'un moment de solitude pour que le chagrin et les larmes surgissent. Lorsqu'une personne vous accompagne durant cette période, je dirais que c'est comme si Dieu s'est manifesté en elle. Surtout si c'est quelqu'un qui est capable de vous faire rire, de toujours vous apporter le bonheur »

« Je ne pourrais évaluer l'aide que tu m'as apporté, elle a été inestimable.

Rare sont ceux qui ont la capacité de soutenir et accompagner une personne pendant le deuil.   Ce qui m'a le plus marqué est ton expérience issue de la perte de tes deux parents, de par elle j'ai vu ta sincérité »

2- Aïchatou Djibrilia BOPKA épouse BOUAKOU MANDELLO, qui a perdu son père le 1ᵉʳ novembre 2021.

« Lorsque mon père biologique est mort en novembre 2021, étant donné que nous n'étions pas très proches de son vivant, je me disais que cela n'allait pas vraiment m'affecter, mais il faut croire que le sang qui nous liait a crié tellement fort, que j'ai plongé dans une dépression qui a duré près de 2 mois. Une période où je m'étais coupée du monde, des réseaux sociaux, de tout. Je ne répondais pas aux personnes qui m'écrivaient, et m'étais recroquevillée sur moi-même. La perte de mon père a été le premier choc de ce genre, que j'ai subi. J'ai tellement pleuré mon père. À chaque fois que je me retrouvais seule, je le pleurais de toutes mes forces. Le fait de le savoir parti et qu'en plus, il n'ait pas pris le soin de renouer avec le Seigneur avant son départ de ce monde, me faisait culpabiliser. Je me disais que j'avais failli à ma responsabilité, pour n'avoir pas pu gagner cette âme à Christ. Mais ce qui me réconfortait un tant soit peu, était de savoir que 2 semaines avant sa mort, nous avions tenu une conversation d'une heure, où lui et moi avions discuté à cœur ouvert, et nous étions mutuellement pardonnés. Pendant cette période trouble de ma vie, Fleuriane était l'une des rares personnes à prendre de mes nouvelles et à m'encourager à faire mon deuil, pour pouvoir avancer. C'était très réconfortant pour moi de recevoir toute cette attention de la part de celle qui à l'époque était une inconnue. Aujourd'hui, la vie nous a réuni et elle fait partie des personnes les plus solides, constantes, braves, inspirantes et tenaces que je connaisse, et avec qui j'ai l'honneur de travailler. Et au-delà de ça, elle est devenue ma sœur. Je suis très fière d'elle et reconnaissante pour tout ce que Dieu fait avec et à travers elle. »

CONCLUSION

En fin de compte, la vie est pleine de hauts et de bas, de défis et d'opportunités, de pertes et de gains.

Mais ce qui importe le plus, c'est la façon dont nous choisissons de faire face à ces évènements.

La résilience est la capacité de rebondir après une perte, de se relever après une chute et de continuer à avancer malgré les obstacles. Elle est essentielle pour surmonter les moments difficiles de notre vie et nous permettre de devenir plus forts, plus sages et plus résistants.

En cultivant la résilience, nous pouvons apprendre à gérer nos émotions, à trouver des moyens créatifs de résoudre les problèmes, à renforcer nos relations avec les autres et à trouver une signification et un but à notre vie. Bien que cela puisse prendre du temps et de l'effort, la résilience est une qualité qui peut être développée et renforcée au fil du temps.

Que vous ayez connu une perte récente ou que vous cherchiez simplement à renforcer votre résilience pour faire face aux défis futurs, rappelez-vous que vous n'êtes pas seul.

Il existe des ressources et des outils pour vous aider à développer votre capacité à faire face à l'adversité et à vous remettre de tout ce que la vie peut vous lancer.

En fin de compte, ce sont les choix que vous faites aujourd'hui qui détermineront la force et la résilience que vous aurez pour affronter l'avenir.